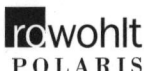

POLARIS

Till Raether

Bin ich schon depressiv, oder ist das noch das Leben?

Rowohlt Polaris

3. Auflage Mai 2021

Originalausgabe
Veröffentlicht im Rowohlt Taschenbuch Verlag, Hamburg, April 2021
Copyright © 2021 by Rowohlt Verlag GmbH, Hamburg
Copyright © 2021 by Till Raether
Covergestaltung HAUPTMANN & KOMPANIE Werbeagentur, Zürich
Satz aus der DTL Haarlemmer
Gesamtherstellung CPI books GmbH, Leck, Germany
ISBN 978-3-499-00530-5

Die Rowohlt Verlage haben sich zu einer nachhaltigen Buchproduktion
verpflichtet. Gemeinsam mit unseren Partnern und Lieferanten setzen
wir uns für eine klimaneutrale Buchproduktion ein, die den Erwerb von
Klimazertifikaten zur Kompensation des CO_2-Ausstoßes einschließt.
www.klimaneutralerverlag.de

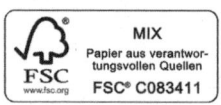

MIX
Papier aus verantwor-
tungsvollen Quellen
FSC
www.fsc.org FSC® C083411

Inhalt

. . . .

* Wer keine Kinder hat, kann dieses Kapitel überspringen, die zentralen Punkte tauchen auch an anderer Stelle auf.

Vorweg:
Ein Gruß aus der Psyche

Vor einiger Zeit habe ich in der Zeitschrift *Brigitte* einen Essay geschrieben, der «Bin ich depressiv, oder ist das nur das Leben?» hieß. Die Reaktionen auf meinen Text haben mich damals überwältigt. So, dass ich vielen gar nicht geantwortet habe. Wer sich für dieses Buch und sein Thema interessiert, ahnt den Grund: Ich war zu schwach, ich hatte einfach nicht die Energie. Ich habe eure Nachrichten gelesen, aber dann bin ich lieber liegen geblieben. Ich schäme mich.

Und davon handelt dieses Buch. Vom Liegenbleiben und Schämen. Von fehlender Energie und davon, es besser machen zu wollen. Sich besser fühlen zu wollen. Und, offen gesagt: Das Buch handelt von mir. Also davon, wie ich mich seit zwanzig, dreißig Jahren mit der Frage herumplage, ob ich depressiv bin oder ob das einfach nur das Leben ist. Seit den Reaktionen auf meinen *Brigitte*-Text weiß ich, was ich vorher nur geahnt habe: dass andere nachempfinden können, was mir durch den Kopf und durch die Seele geht. Darum habe ich mich entschieden, in diesem Buch subjektiv und autobiographisch zu bleiben. Als Angebot, sich darin wiederzufinden oder sich abzugrenzen, als Einladung, aus meinen Fehlern zu lernen, und wenn es geht: als Entlastung. Ich danke allen, die sich bei mir mit ihren persönlichen Geschichten gemeldet haben, nachdem ich meine geteilt hatte. Ihnen und allen, denen es ähnlich geht, möchte ich dieses Buch widmen. Lasst es euch besser gehen.

1. (Bin ich schon depressiv, oder ist das noch das) Leben?

Ich habe nie daran gedacht, mich umzubringen. Ich habe nur sehr oft daran gedacht, mich hinzulegen und nicht wieder aufzustehen.

Alle paar Monate, ein oder zwei Wochen lang. Sobald alle aus dem Haus waren, habe ich mich wieder ins Bett gelegt. Kurz, dachte ich. Um Kraft zu schöpfen. Für diesen unüberwindbaren, unbezwingbaren, schweren, grauen Tag. Und für alle anderen Tage danach. Und sobald ich wieder auf dem Bett lag, verließ mich alle Kraft, und ich blieb liegen.

Aber stimmt das, mich verließ alle Kraft? Ein bisschen Kraft hatte ich ja noch. Kraft genug, um mich im Bett zu verstecken. Kraft genug, um mich schlecht zu fühlen, weil ich nicht arbeitete, nicht aufräumte, nichts erledigte, nicht funktionierte. Kraft genug, um mich am Ende aus dem Bett zu wälzen und das Nötigste auf- und abzuräumen, kurz bevor die Kinder aus der Schule kamen oder meine Frau von der Arbeit.

«Und, was hast du heute gemacht?»

«Ach, es lief schleppend. Nichts Besonderes.»

Wie gesagt, ich habe nie daran gedacht, mich umzubringen. Mein Leben war nie in Gefahr. Dieses Leben war nur einfach kein besonders gutes.

Ich weiß nicht, ob ich mir einen Beruf und ein Leben ausgesucht habe, in dem ich mich mit meinen depressiven Phasen besonders gut verstecken kann und konnte. Ich habe nur wenige Jahre als Angestellter gearbeitet. Wenn man depressiv ins Büro muss, weil man den Anspruch hat, niemanden im Stich zu lassen, oder weil man nicht auffallen will oder weil man sich schämt, dann wird einem der Tag zur Hölle. Einfach liegen bleiben: Was mir später, als ich es konnte, wie eine Niederlage erschien, war mir als Angestellter eine wunderbare Utopie. Nicht aufstehen. Als Selbständiger kann man das. Für einen Tag oder zwei. Sofern man bereit ist, dann das nächste Wochenende durchzuarbeiten oder die eine oder andere Nacht. Was wiederum nicht gut ist, wenn man die nächste depressive Phase in Schach halten will: Die leichte bis mittlere Depression liebt Schlafmangel und Stress.

Da, ich habe es gesagt: leichte bis mittlere Depression. Die Formulierung stammt von meinem Hausarzt. Depression hat viel mit Schuldgefühlen zu tun: weil man es nicht hinkriegt, glücklich zu sein, weil man denen, die man liebt, das Leben schwer macht, weil man unzuverlässig und schwach ist. Bei mir zusätzlich: weil ich mir manchmal gewünscht habe, ich hätte einfach eine richtige Depression, also: eine schwere. Weil dann alles so klar gewesen wäre. Meine Mutter ist manchmal ein, zwei Tage wortlos im Bett geblieben, als wir Kinder waren. Da gab es kein So-tun-als-ob mehr, kein Sichzusammenreißen, kein Ihr-sollt-mich-so-nicht-sehen. Manchmal habe ich mich in einer Art Selbstbestrafungsphantasie nach dieser Klarheit gesehnt: so depressiv zu sein, dass es völlig unmöglich ist, die unmenschliche Kraft aufzuwenden, doch noch durch den Tag zu kommen. (Wobei ich mich für diesen Wunsch jedes Mal aufs Neue augenblicklich geschämt habe.)

Das, was ich hatte und habe, war nie so klar. Mein zweiter Therapeut sagte nach unserem ersten längeren Gespräch in etwa: «Ich denke, dass Sie an einer periodisch wiederkehrenden, lang anhaltenden depressiven Verstimmung leiden. Wir nennen das Dysthymie.» Er machte eine Pause, und sein nächster Satz fiel in meine seltsame Erleichterung und in das Erschrecken, eine Diagnose erhalten zu haben.

«Aber», fuhr er fort, «es kann natürlich auch sein, dass das einfach das Leben ist.»

Es gibt Depressive, die werden «hochfunktional» genannt. Weil sie ihre Depression gerade noch überspielen können und weil der hohe Energieaufwand, den sie das kostet, durchaus auch dazu führt, dass sie als fleißig und erfolgreich gelten. Ich bin, denke ich, einer davon gewesen. Und dieser Gedanke, es könnte ja auch «einfach das Leben» sein, gehört sicher dazu. Mein Großvater aus Ostholstein pflegte scheinbar scherzhaft, aber in Wahrheit tief empfunden zu sagen: «Das Leben ist eines der schwersten.» Und das gilt trotz unterschiedlicher Lebensumstände und Persönlichkeiten für alle Menschen, vermute ich. Warum also sollte ich für mich in Anspruch nehmen, es wäre für mich besonders schwierig, schwerer als für die meisten anderen Menschen? Nur weil ich hin und wieder «nicht hochkomme», wie wir Mittel-Depressiven das nennen?

Es hat, würde ich sagen, über fünfundzwanzig, fast dreißig Jahre gedauert, bis es mir besser ging. Warum hat es so lange gedauert, bis ich etwas gefunden habe, was angefangen hat, mir zu helfen? Warum habe ich so lange gedacht, ich brauche es nicht oder ich verdiene es vielleicht nicht?

Die ersten wirklich erschütternden depressiven Phasen hatte ich ab Anfang zwanzig. Mit erschütternd meine ich: Phasen, die Tage und Wochen und mich und mein Selbstbild durcheinanderbrachten. Traurigkeit und Sinnlosigkeit in allem, die Unfähigkeit, eine Hose anzuziehen, ans Telefon zu gehen, einen Stift zu halten. Auf dem Weg von der U-Bahn zur Uni kam ich jeden Morgen an dem Schild «Psychologische Studienberatung» vorbei. Ich mache der Frau dort keinen Vorwurf. Vielleicht hatte sie, als ich eines Morgens abbog und in ihre Sprechstunde ging, selbst einen schlechten Tag, vielleicht gelang es mir auch einfach nicht zu erklären, wie es mir wirklich ging.

Weil ich mir als Depressiver selbst nie gefallen habe, habe ich immer den großen Wunsch gehabt, anderen zu gefallen. Niemandem zur Last zu fallen. Das zu sagen, was die Leute hören wollen. Weshalb ich damals in der Sprechstunde nicht sagte: Ich hasse mich und mein Leben, ich bin so traurig, wenn ich mich sehe, ich will mich nicht bewegen, ich will nur liegen und die Augen zumachen, und ich wünschte, ich könnte weinen, den ganzen Tag. Das klang mir schon damals zu sehr nach deutschem Songtext. Stattdessen redete ich über Stress und Überforderung und vielleicht Versagensangst, und ich erinnere mich an das Wort «Niedergeschlagenheit», weil es so klang, als hätte einen jemand oder etwas gehauen und man müsste sich nur kurz berappeln.

«Kein Wunder, Sie sind ja ganz am Anfang des Studiums», sagte die Psychologin. «Sie müssen erst lernen, sich zu organisieren. Das ist ein schwieriger Übergang. Am besten, Sie suchen sich eine Lerngruppe.»

Wie viele Depressive, die ich kenne, hasse ich leider Gruppen. Vielleicht hätte ich in der «Lerngruppe» andere getroffen, denen es ähnlich ging. So habe ich das immer mit mir allein ausgemacht. Und ich bin sehr empfänglich für jede Argumentation, die mit «Kein Wunder» anfängt: Kein Wunder, dass es mir schlecht geht. Kein Wunder, denn ich habe mich für einen stressigen Job mit viel Konkurrenzkampf entschieden. Kein Wunder, denn ich bin neu in einer fremden Stadt. Kein Wunder, denn meine Freundin wohnt an der Westküste der USA, ich in Berlin. Kein Wunder, denn ich bin frisch getrennt nach langer Fernbeziehung. Kein Wunder, denn ich bin schon wieder neu in einer fremden Stadt. Und kein Wunder, der Job ist immer noch stressig.

Wie sollte ich jemals wagen, das jetzt alles in Frage zu stellen? Es scheint doch so eine Kette von leicht erklärbaren Notwendigkeiten und Unausweichlichkeiten zu sein. Also ist es kein Wunder, dass die Gesellschaft uns hochfunktionale Depressive liebt und fürchtet zugleich. Liebt, weil wir viel mitmachen. Wir sind die nach außen hin Flexiblen, Mobilen, die, die alles möglich machen wollen und niemanden enttäuschen. Und zugleich sind wir gefürchtet, weil wir doch nie so ganz verhehlen können, dass hinter unserer wackligen Fassade ein Abgrund gähnt aus Nicht-mehr-Können und Nicht-mehr-Wollen. Das System lebt davon, dass Menschen ignorieren, was gut für sie wäre und was ihnen schadet. Bei Depressiven aber besteht immer die Gefahr, dass es ihnen plötzlich doch noch klar wird. Weil sie es nicht mehr aushalten. Und dass dann plötzlich kein Verlass mehr ist auf sie.

Ich denke, darauf war auch die «Psychologische Studienberatung» ausgerichtet: die Leute zum Weitermachen zu bewegen. Also machte ich weiter.

Mir wurde klar, dass ich das alles nicht mehr aushalten will, als ich Vater wurde. Tatsächlich hat dieses so oft in Männergeschichten mystisch überhöhte Lebensereignis bei mir genau diese eine Sache bewirkt: zu wollen, dass es mir besser geht. Dass ich Kinder liebe und eine Familie möchte und gern zu Hause bin und auf dem Fußboden rumkrieche und gern koche und bastele, wusste ich schon sehr lange. Aber spätestens, als meine Tochter da war, drei Jahre nach meinem Sohn, wurde mir klar: Es wäre für dich und andere schön, wenn du glücklicher wärst.

Ich denke und fürchte, das ist recht typisch für Depressive, die gerade noch so funktionieren: Man braucht einen Umweg oder, besser gesagt, eine Erlaubnis, um sich besser zu fühlen. Solange ich für mich selbst verantwortlich war, dachte ich: Es muss reichen, es wird reichen, ich kriege das hin. Sobald wir eine Familie wurden, dachte ich: Vielleicht kriege ich das doch nicht mehr hin. Und es wäre besser für die Kinder und die Frau, wenn ich mir helfen lasse.

Dass es auch für mich besser wäre, wurde mir erst beim zweiten oder dritten Gespräch mit dem Therapeuten klar. Und dass ich in dem Moment in Tränen ausbrach, ist mir, wenn ich ehrlich bin, noch heute peinlich.

Ich hatte mich für einen Verhaltenstherapeuten entschieden. Zum Teil, weil ich mir davon schnelle Abhilfe versprach: Ich ändere selbst was an meinem Verhalten, und voilà: neues, besseres Ergebnis. So stellte ich mir das vor. Zum Teil, weil durch Zufall ein Therapeut genau dieser Fachrichtung für mich schnell verfügbar war. Und zum Teil, weil ich mich nicht mit der Aufarbeitung meiner Vergangenheit aufhalten wollte. Weil, wie gesagt: schnelles Resultat erwünscht, und: Als recht frühes Scheidungskind mit recht viel Verantwortung schien mir die Sachlage recht eindeutig.

Während sie lief, war meine Verhaltenstherapie mir Anker und Erleichterung, und manchmal lachte ich auf dem Fahrrad, wenn ich auf dem Nachhauseweg war, weil mir beim Gedanken ans Schwere zum ersten Mal so leicht ums Herz wurde, weil mir das alles nun nicht mehr als meine Privatangelegenheit erschien, sondern als ein Übel, das besiegbar und in gewisser Weise normal erschien: Vielen ging es so wie mir, es gab was dagegen, es würde gut werden. Tatsächlich half mir sehr, was ich in den zwei Jahren lernte. Vor allem, besser auf mich und meine eigenen Bedürfnisse zu achten. Von scheinbar einfachen Dingen wie mehr schlafen bis zu schwierigen wie: mich aus privaten und beruflichen Verbindungen lösen, die mir nicht guttaten.

Das Seltsame aber war: In gewisser Weise gab mir die Verhaltenstherapie einfach noch ein paar Instrumente mehr an die Hand für meinen großen Besteckkasten, aus dem ich mich als hochfunktionaler Depressiver bediente, um über die Runden zu kommen. Anfangs dachte ich, es würde reichen, meine Energien gezielter einzusetzen, nein zu sagen, Menschen und Verpflichtungen loszulassen. Ich bin immer noch dankbar, dass ich das gelernt habe in der Verhaltenstherapie. Aber in gewisser Weise waren das für mich Flicken, Pflaster und Reparaturanleitungen: Ich brauchte sie, sie halfen mir, aber sie änderten nicht grundsätzlich was.

Das Ermüdende an der Depression ist, dass sie immer noch und immer wieder da ist, auch wenn sie weg ist. Was ich damit meine: Nachdem ich mein Leben mit Hilfe der Verhaltenstherapie geflickt, gepflastert und repariert hatte, war dieses Leben wirklich sehr viel besser, und ich war in diesem Leben sehr viel zufriedener. Aber die Depression lächelte im Hintergrund und sagte: Wie schön, jetzt bist du ein Depressiver mit einem reparierten Leben. Aber denk nicht, dass du mich los bist.

Der Verhaltenstherapeut verabschiedete mich, als die Therapie abgeschlossen war, mit den etwas vagen Worten: «Man kann es sonst natürlich auch immer noch mit Medikamenten versuchen.» Ich nickte tolerant. Ich verurteilte niemanden, der Medikamente brauchte. Aber sie waren nicht für mich. War Pillenschlucken nicht auch ein bisschen wie Schummeln? Als die Depression sich einmal bei mir eingenistet hatte, wurde ich den Gedanken so schnell nicht wieder los, dass es vielleicht irgendwie hilft, sich zusammenzureißen, und dass man das irgendwie am besten alleine hinkriegt, ohne pharmazeutische Hilfsmittel. Und, ein aus heutiger Sicht, wie ich finde, recht selbstverliebter Gedanke: Würden Medikamente nicht meine Persönlichkeit verändern? War die Depression nicht auch etwas, was mich ausmachte, meine Arbeit? Nicht, dass ich mich als Künstler gesehen hätte. Aber schon als jemanden, der davon lebt, dass er grübelt (Schreiben ist Grübeln in Zeitlupe). Und das schien mir, was die Depression anging, dann doch, als hätte ich in dieser Hinsicht mein Hobby sozusagen zum Beruf gemacht.

Es dauerte sechs oder sieben Jahre, bis die Flicken und Pflaster aufgebraucht und verschlissen und die Werkzeuge korrodiert waren. Bestimmt hätte ich weiter regelmäßig zur Verhaltenstherapie gehen sollen. Bestimmt hätte mir auch eine andere Form von Gesprächstherapie geholfen. Bestimmt gibt es ganz viele gute Tipps, und bestimmt habe ich viel falsch gemacht und missverstanden. Aber das Tückische an der milden Depression ist, dass sie so beherrschbar wirkt; denn vielleicht ist sie ja auch nur das Leben. Und leben, das wird man ja wohl noch hinkriegen, so von Tag zu Tag. Und gleichzeitig lähmt sie einen: Denn was, wenn sie einen in Wahrheit doch gerade am Leben hindert, und man merkt es nicht, weil man zu beschäftigt damit ist, sich zusammenzureißen? Sie ist nicht schlimm genug, um alle paar Monate zum Therapeuten-Check-up zu gehen oder sich in die neue Therapiesuche zu stürzen, und zugleich hindert sie einen daran, sich solchen, schon logistischen Herausforderungen konstruktiv und konsequent zu stellen, weil man ja schließlich immer noch oft genug niedergeschlagen und energielos ist.

Ich würde sagen, ich bin eine Zeitlang gut über die Runden gekommen. Das Depressiven-Leben ist voll von solchen Metaphern: über die Runden kommen, sich durchhangeln, sich zusammenreißen, das schon hinkriegen. Aber es wurde immer mühsamer. Ende 2017 hatte ich eine Art Zusammenbruch. Ich sage «eine Art», weil es wieder nicht dieses ganz große Ding war, mit Blaulicht ins Krankenhaus oder wochenlang im Bett ohne Appetit und ohne Duschen. Aber es gab einen klar erkennbaren Tag, an dem ich so unglücklich und gestresst, so energielos und überfordert war, dass ich wusste: Es muss sich was ändern, und zwar deutlich mehr als bisher.

Es war zwischen Weihnachten und Silvester, angeblich ja die ruhigste Zeit des Jahres, aber auf mir lasteten die unerledigten Aufgaben des vergangenen Jahres, ein oder zwei Familienfeiern mit diesen mittleren Spannungen, für die man sehr gut drauf sein muss, um sie unbeschadet zu überstehen. Zugleich dieser Druck, jetzt doch eigentlich entspannt sein zu müssen, und die Ahnung, dass es im Januar erst wieder so richtig losgehen würde mit dem Stress. Als ich mit meiner Familie, meiner Mutter, meiner Schwester und meinem Neffen auf dem Weg in ein Restaurant war und wir uns alle nur so halb darauf einigen konnten, in welches, fing ich mitten auf der Straße in Hamburg-Altona an herumzuschreien: dass es mir jetzt langsam reichen würde, dass ich genug hätte, dass ich es nicht mehr aushalten würde. Die Familie dachte, ich würde von ihr reden und davon, wie genervt ich von ihnen war, und ich dachte es vielleicht auch, aber die Wahrheit war: Es ging nur um mich. Ich war endlich an dem Punkt, noch mehr tun zu müssen, als einmal in zehn Jahren Verhaltenstherapie zu machen. Ich weiß nicht mehr, ob wir doch noch in ein Restaurant gingen oder wie die anderen darauf reagierten, dass ich auf offener Straße havarierte. Ich weiß nur noch: Das war der Punkt, an dem es nicht mehr weiterging.

Aus dieser Erkenntnis sehnte ich mich nach einer unmittelbaren, vielleicht radikalen Lösung. Ich tat das Gegenteil von dem, was ich bisher für richtig gehalten hatte: Ich wollte Medikamente, unbedingt und möglichst schnell. Also machte ich einen Termin bei der Depressionsambulanz des Universitätsklinikums. Als die Ambulanz zurückrief, um den Termin zu bestätigen, saß ich gerade mit meinem Freund Stephan und meiner Freundin Maike im Auto, auf dem Rückweg von einer gemeinsamen Schreibwoche. Als ich fertig war mit Telefonieren, sagte Maike, die hatte mithören müssen, sie fände das gut und wünsche mir Glück. Ob ich mir denn was würde verschreiben lassen wollen. Und wie das bei ihr gewesen sei.

Vielleicht hatte die Uni-Psychologin, die mit «Suchen Sie sich eine Lerngruppe» ja eigentlich nur meinte: «Das wird schon wieder», im Wortsinne doch recht: Ich hätte mein Leben lang eine Lerngruppe gut gebrauchen können. Der erste Schritt in diese Richtung war, dass auf Twitter viele Leute, die ich bewundere, hin und wieder ihre Antidepressiva erwähnten. Der zweite Teil war, dass mir nun diese Freundin und Kollegin im Auto erzählte, wie das bei ihr und den Medikamenten war.

«Es ist nicht so, dass dadurch alles aufhört», sagte Maike. «Die dunklen Gedanken und die dunklen Phasen sind immer noch da. Aber du siehst sie eher kommen, und du kannst sie eher von außen betrachten, und du merkst, dass sie nicht alles sind.»

Stephan saß auf der Rückbank und hörte zu. Als wir allein waren, sagte er, er sei erschrocken gewesen, wie wenig er von meinen Depressionen gewusst habe. Es klang wie ein Selbstvorwurf, so, als hätte er mehr nachfragen müssen. Aber ich hatte umgekehrt sofort ein schlechtes Gewissen: Zwar sehe ich niemanden öfter als Stephan, denn seit rund zwanzig Jahren trinken wir so gut jeden Donnerstagmorgen zusammen einen Kaffee oder zwei vor der Arbeit. Aber ich hatte ihm ja auch nie davon erzählt. Vielleicht, dass es mir schlecht ging, hin und wieder, dass ich «mies drauf» war. Aber wer war und ist das nicht? Und vielleicht war es ja eben nur das Leben. Zumindest hatte ich ihm seit meiner Verhaltenstherapie vor acht Jahren nie wieder etwas von meinen dunklen Phasen erzählt. Weil ich selber immer gehofft habe, dass es nun aber auch mal vorbei ist. Weil ich gedacht habe, ständig darüber reden hilft auch nicht (ständig: wenigstens hin und wieder). Und aus Scham über die Schwäche, die einhergeht mit allem, was bei mir Depression ist. Ab jetzt, dachte ich in jenem Moment, will ich es anders machen. Drüber reden, drüber schreiben.

Also fing ich mit den Medikamenten an. Es gibt Nebenwirkungen. Ich habe zugenommen. Es gibt Wirkungen. Zum ersten Mal seit Jahren freue ich mich über Dinge, über die ich mich nie gefreut habe. Lob. Liebe. Wolldecken. Ja, manches wird seltsam: Ich bin plötzlich versessen auf Wolldecken. Meine Emotionen sind nicht abgeschnitten, sie sind eher deutlicher geworden. Musik und Bücher freuen mich mehr als früher. Was andere von mir denken, ist mir egaler.

Anfangs dachte ich, ich könnte nicht mehr arbeiten. Schreiben ist mein Beruf, und als das Antidepressivum anfing zu wirken, saß ich tagelang vor dem leeren Word-Dokument. War das nicht genau, was ich immer gefürchtet hatte?

Nein, ich hatte es missverstanden. Der Grund, warum ich plötzlich nicht mehr schreiben konnte, war nicht, dass ich nun keine Tiefen und keine Dunkelheit mehr in mir hatte. Der Grund war, dass ich nun keine schreckliche Angst vor dem Versagen und davor mehr hatte, andere zu enttäuschen. Ich stellte fest, dass das in fünfundzwanzig Jahren Berufstätigkeit mein Hauptantrieb gewesen war: nackte, schiere Angst.

Es war ein Aha-Erlebnis, dass ich bei Menschen anrufen und sagen kann: Ich krieg das nicht diese Woche fertig – geht auch nächste oder übernächste? Die Erfahrung, dass man dafür nicht gehasst oder verachtet wird, sondern dass das Leben danach ganz normal weitergeht, war mir neu. Es war gut. Sicher habe ich Glück gehabt, weil das Medikament angeschlagen hat. Ich raste nicht mehr aus, ich bin nicht mehr überfordert, ich habe viel weniger Angst, und ich habe seitdem nicht mehr tagelang traurig im Bett gelegen, nur noch stundenweise. Die Traurigkeit und die Kraftlosigkeit sind immer noch da, aber ich kann sie jetzt wahrnehmen wie eine Erkältung: als etwas, das mir widerfährt und das wieder aufhört, nicht als etwas, das ich bin und das mich ausmacht. Zum ersten Mal freue ich mich über Sachen, die ich früher durchgewinkt habe. Wenn mich jetzt jemand wegen meiner Arbeit lobt, denke ich: Wow, okay, danke. Früher habe ich gedacht: Tja, diese Person kennt sich wohl nicht so gut aus, schade für sie.

Ich habe keine Angst mehr vorm Reisen, vorm Weg-sein, vorm Telefonieren, vor Alltagssachen wie Steuern und Nachbarn. Ich habe kaum noch Albträume. Ich fange an mit-zuteilen, wenn ich Dinge nicht tun oder erleben möchte.

Aber wie gesagt: Ich habe Glück gehabt. Es gibt keine Garantie, dass Tabletten beim ersten, zweiten oder dritten Versuch wirken. Es gibt Kritik an den sogenannten SSRIs, den Serotonin-Wiederaufnahmehemmern, wie auch ich sie nehme, und sie mag berechtigt sein. Das Wichtige für mich ist: Ich habe mich nicht damit abgefunden, dass es mir nie so richtig gut und manchmal sehr schlecht und oft mittel-schlecht geht.

Die milde, nicht so schwere Depression lädt genau dazu ein: sich abzufinden. Sich eben wirklich zusammenzurei-ßen, wie es einem die Herzlosen immer raten. Aber auch die Tabletten haben ihre eigene destruktive Verführungskraft. Wenn sie nicht wirken, sagen sie einem vielleicht, dass eh alles sinnlos ist. Wenn sie wirken, sagen sie einem vielleicht, dass nun alles gut ist.

Ich weiß, dass es nicht so ist. Ich weiß, dass ich noch mehr tun muss. Reden. Doch nach den Ursachen forschen. Nicht denken, dass es je aufhört. Ich ahne, dass es eine Lebensaufgabe ist: immer wieder aufzustehen, öfter gut über die Runden zu kommen statt immer nur mehr schlecht als recht.

2. Hilflosigkeit

Ehrlich gesagt weiß ich nicht, wie ihre Tage sind. Oder ihre Nächte. Ein bisschen erzählt sie davon, aber ich bekomme kein vollständiges Bild, ich kann mir die Stunden um Stunden nicht ausmalen.

Meine Mutter sagt, sie liegt tagsüber im Bett. Weil sie nachts nicht schlafen kann. Sie hat dann Panikattacken. Dagegen hat sie eine Zeitlang pflanzliche Medikamente genommen, die zu diesem Zweck in der Apotheke rezeptfrei verkauft werden. Man könnte vielleicht noch mehr tun gegen die Panikattacken, aber wenn sie einen Termin bei der Psychiaterin hat, geht sie nicht hin, weil sie den ganzen Tag nur im Bett liegen will. Die Hausärztin, bei der sie auch schon lange nicht mehr war, verschreibt ihr Schlafmittel. Wenn sie keine Kraft oder kein Interesse hat, zu ihrer Hausärztin zu gehen, kaufe ich ihr rezeptfreie Schlafmittel, die im Fernsehen beworben werden. Sie sieht fern, aber sie sagt, sie mache sich nichts daraus.

Unsere Vorschläge interessieren sie nicht. Sie könnte meditieren. Ja, das klingt immer erst mal scheiße, das kenne ich, ich bin auch nie glücklich, wenn mir jemand, weil es mir nicht gut geht, Meditation oder Yoga empfiehlt. Es gibt auch schon so viele Witze darüber. Trotzdem bringe ich ihr ein Buch darüber mit, «Die 3-Minuten-Meditation» oder so was. Sie sagt, das sei ihr jetzt zu viel, sie will es nicht. Auf dem Nachhauseweg schmeiße ich das Buch in einen Mülleimer. Wenn ich von ihr weggehe, handele ich oft nicht rational.

Vielleicht würde mir auch eine 3-Minuten-Meditation gut-tun, vielleicht sollte ich das Buch erst mal selbst ausprobieren. Aber es tut gut, etwas Undurchdachtes zu tun. Sie könnte auch mit ihrem Enkel Marihuana rauchen, das habe ich vorgeschlagen. Ihr Enkel, der mein Neffe ist, denkt, ich mache Witze. Ihr fehlt die Energie dazu.

Die Panikattacken sind auch nicht das eigentliche Problem. Das eigentliche Problem ist die Depression. Sie nennt sie jetzt anders: das Alter. Oder: Hamburg. Oder: das Altersheim. (Das Gebäude, in dem sie wohnt, ist kein Altersheim, sondern eine Seniorenwohnanlage.) Oder: das Wetter. Das Wort Depression fällt insgesamt selten, wenn überhaupt, dann sagt sie: die Psyche. Also liegt sie im Bett. Mit Psyche.

Aber ich weiß ja aus eigener Erfahrung, dass es gar nicht so einfach ist, den ganzen Tag im Bett zu liegen. Wenn sie mich in die Wohnung lässt, sehe ich an den vollen Aschenbechern, dass sie zwischendurch im Sessel sitzt. Die Zigaretten besorgt sie sich, wenn sie mit dem Taxi zum Einkaufszentrum fährt. Das Einkaufszentrum ist etwa einen Kilometer entfernt; eigentlich hat sie eine neue Hüfte, aber in der Reha hat sie sich nicht regelmäßig an den Übungen beteiligt, die nötig gewesen wären, um diese Hüfte nun auch zu benutzen, und sei es zum Zigarettenholen. Sie hat genug Rente, um diesen Lifestyle zu finanzieren, die Wohnung ist preiswert, DRK. Ihr einziger Luxus sind Taxis (ihre Mutter sagte Taxen), Zigaretten und Schnaps und vielleicht auch, uns nicht anzurufen, uns nicht um Hilfe zu bitten, uns nicht daran teilhaben zu lassen, wie sie den Tag verbringt.

Bis vor kurzem hat sie gelesen. Manchmal hört sie alte CDs, aber nicht mehr die Klassikalben, die sie gesammelt hat, sondern einen Kölner Kabarettisten aus den achtziger Jahren, der gebildete Witze macht. Aber davon hat sie auch schon lange nicht mehr erzählt.

Mit mir werdet ihr keinen Kummer haben, hat sie früher immer gesagt. Sie hatte Freitodfibeln von Jean Améry und anderen Suizid-Verfechtern. Jetzt, sagt sie, als ich sie nach ihren einschlägigen Plänen befrage, sei sie dazu zu feige. Und ihr fehle die Energie. Die Bücher hat sie schon lange weggegeben. Sie mistet aus, seit ich sie kenne.

Na ja, denke ich. Kein Wunder, dass sie ein Taxi zum Einkaufszentrum braucht, es ist in Wahrheit weniger die Hüfte, es ist der Kreislauf. Wie, denke ich, und manchmal sage ich es auch laut, ich möchte nicht sagen, ich schreie, ich rufe: Wie soll denn der Kreislauf stabil sein, wenn du den ganzen Tag im Bett liegst und nur zum Rauchen aufstehst? Abends trinkt sie Oldesloer Korn zum Einschlafen oder damit das Wachliegen nicht so weh tut.

Es könnte scheinbar ganz einfach sein. In Berlin hat einmal ein Neurologe zu ihr gesagt: «Sie müssen sich zwingen, morgens aufzustehen», das zitiert sie heute noch. Also: Sie müsste sich zwingen, morgens aufzustehen, eine Stunde rauszugehen oder eine halbe, zu regelmäßigen Zeiten zu essen, sich tagsüber nicht hinzulegen, möglichst weniger zu rauchen und abends keinen Alkohol zu trinken, sondern nach einem weiteren Spaziergang und ein bisschen Fernsehen, RBB, zu einer gängigen Zeit ins Bett zu gehen. Das rufe ich. Wie zu einer Teenagerin. Als ich einer war und abends Kaffee getrunken habe, um Hausaufgaben zu machen oder Musik zu hören, hat sie gesagt: Du betreibst Raubbau an deinem Körper. Woran man sich eben so erinnert, Jahrzehnte später. Raubbau, allein das Wort. Unsere Körper waren keine Tempel, sondern Bergwerke. Jetzt sehe ich zu, wie sie sich selbst komplett untergräbt, aber die Tunnel und Flöze führen auch unter dem Boden hindurch, auf dem wir stehen. Alles wird wacklig, alles droht einzustürzen.

Sie solle, bitte ich sie, sich doch einmal überlegen, ob es irgendetwas gäbe, was wir tun könnten, um es ihr leichter zu machen. Oder etwas, was sie sich selber wünschen würde. Sie weiß nichts.

Wenn sie sozusagen wiederauftaucht aus sich selbst, bin ich entwöhnt und genauso hilflos wie zu den Zeiten, in denen sie ein- und wegtaucht in sich selbst.

Im Krankenhaus trifft sich einmal im Monat eine Selbsthilfegruppe für Angehörige von Depressiven. Seit zwei Jahren will ich dorthin gehen. Entweder ich bin selbst zu depressiv, oder ich scheitere am seltsam kafkaesken Treffzeitpunkt: immer am Ersten des Monats. Erst hatte ich abgespeichert: am ersten Montag des Monats. Aber nein, es ist der Erste. Unabhängig vom Wochentag. Das finde ich, mit diesem verletzenden Wort bin ich aufgewachsen, ich denke es selbst noch: geistesgestört. Ich gehe nicht hin. Es würde mir helfen.

Wie also sehen ihre Tage aus? Was geht ihr durch den Kopf? Seit acht, neun Jahren schreibe ich Romane, das heißt, ich lebe zum großen Teil davon, mir auszudenken, was Menschen durch den Kopf geht. Es ist eine seltsam kindische und zugleich anstrengende Tätigkeit, vielleicht meine ich: kindlich und anspruchsvoll. Jedenfalls eine seltsame Mischung. Ich habe mich dafür entschieden, weil es mir Freude macht und vergleichsweise leichtfällt. Aber nicht in ihrem

Fall. Ich habe kaum eine Ahnung. Sie denkt an ihre Mutter. Sie denkt an früher. Einmal, als ich beim Gehen vor der Tür ihrer Wohnung stehenbleibe, um Kraft zu schöpfen für den Rest meines Tages, höre ich, wie sie nach ihrer Mutter ruft. Mit unruhigen Fingern schließe ich ihre Wohnungstür auf, ich vermute eine Krise, ein Delirium. Sie erschrickt. Ich mache ihr Vorwürfe, ich habe fast keine andere Sprache mehr für sie. Ich küsse sie auf die Wange und die Schläfe und streichele ihr Gesicht und ihren Arm, aber ich habe keine andere Sprache mehr als Vorwürfe und Vorschläge. Ich mache ihr nun also den Vorwurf, dass sie mir nicht sagt, wie schlecht es ihr geht. Sie geht nicht ein auf diesen Vorwurf. Ich sage ihr, wie sehr es mich erschrocken hat, dass sie nach ihrer Mutter ruft, ihre Mutter ist seit 1981 tot.

Ich rufe jeden Tag nach meiner Mutter, sagt sie.

3. Sich zusammenreißen

Also möchte ich meiner Mutter sagen: «Reiß dich zusammen.» Obwohl ich es besser weiß. Und auch mir selbst möchte ich oder wollte ich immer wieder sagen: Reiß dich zusammen. Wohl, weil das einer dieser schrecklichen magischen Sätze ist, die ich in meiner Kindheit einmal zu oft gehört habe. Einer dieser Zaubersprüche, die Flüche fürs Leben sind. Kein Vorwurf an meine Eltern: Wer in den siebziger und achtziger Jahren in der Bundesrepublik Deutschland aufgewachsen ist, hat sich zusammenreißen sollen. Jetzt. Doch endlich mal. Doch einfach mal.

Das Rumpelstilzchen reißt sich am Ende, als sein Name erraten wird, auseinander. Vor Wut. Als Kind habe ich mir «sich zusammenreißen» als eine verwandte Handlung vorgestellt: Man reißt sich dabei nur nicht selbst in Stücke und versinkt im Boden, sondern man reißt gewissermaßen so stark an sich selbst, dass man im Gegenteil eben gerade nicht in Stücke zerfällt.

Eine andere Wendung aus der gleichen Zeit, die ich auch immer wieder gehört habe, wenn ich irgendwohin nicht wollte, wenn ich keine Lust hatte, wenn ich quengelig war: Zieh keinen Flunsch. Ein Flunsch entsteht durch ein Gefühl, das ich plötzlich, als Student mit Anfang, Mitte zwanzig oder als Berufstätiger Anfang dreißig und noch Jahre später auch wieder hatte. Das Gesicht wird einem so traurig und schwer, als würde es einen (also mich) von außen nach innen regieren. Unmöglich, diesem Gesicht seinen (also meinen) Willen aufzuzwingen. Unmöglich, sich durch anhaltendes Quengeln von der bevorstehenden Pflicht (Besuch bei den Freunden meiner Eltern und deren Kind, Besuch des Management-Treffens der Firma) zu erlösen. Was also tun? Sich zusammenreißen. Keinen Flunsch mehr ziehen. Das war sozusagen das Werkzeug, das ich von Hause aus dabeihatte, wenn es darum ging, der hereinbrechenden Niedergeschlagenheit zu begegnen.

Mein Vater, der viel Empathie hat und daraus hervorgehend mitunter geheimnisvolle, schwer umsetzbare, aber liebe Ratschläge gibt, empfahl mir einmal, da war ich schon einunddreißig, ich sollte, als ich ihm am Telefon vorsichtig mein schweres Herz beschrieb, an das Autokennzeichen von Lübeck in seiner norddeutschen Heimat denken: HL, Hansestadt Lübeck.

«HL», sagte ich wie betäubt, das Rollköfferchen für das verfluchte Arbeitstreffen im Konferenzhotel übers Wochenende stand schon neben mir.

«Heiter und locker», sagte mein Vater. «Erinner dich daran. Denk immer HL. Dann fällt dir das nicht so schwer.»

Ein wie gesagt lieber, aber eben auch erstaunlicher Ratschlag. Der ja übersetzt doch wieder nur bedeutet, gegen Traurigkeit helfe, eben einfach fröhlich zu sein, also heiter und locker. Vielleicht meinte mein Vater auch einfach: Fake it till you make it, die damals aber noch nicht so bekannte Lebensweisheit. Die womöglich dasselbe bedeutet wie das, was in den neunziger Jahren die Runde machte durch die populärwissenschaftlichen Seiten der Frauenzeitschriften, für die ich arbeitete: dass man, wenn man lächelte, sozusagen retroaktiv fröhlich wurde. Weil das Gehirn durch die

Muskeltätigkeit im Gesicht quasi von außen nach innen überlistet würde. Heiter und locker.

Als hätte ich dieses schlichte Prinzip einfach vergessen und als wäre das Ziel sozusagen der Weg und die Heilung die Medizin. Tatsächlich dachte ich bei dem Management-treffen, bei dem mir die Traurigkeit wie ein dunkler Schimmelpelz auf der Seele lag, wirklich hin und wieder traurig und angespannt: heiter und locker, heiter und locker. Und es half mir tatsächlich ein wenig, mich zusammenzureißen. Oder, verwandte Redewendung: mich am Riemen zu reißen. Mich also so anzustrengen, so viel Kraft aufzuwenden, dass man mir nach außen nicht anmerkte, wie sehr ich innerlich gerade und schon seit heute Morgen, ach, seit gestern Abend, seit Jahren, aus dem Leim ging.

Sich zusammenreißen bedeutet, Kraft aufzuwenden, damit die anderen nicht merken, wie es einem geht. Es ist etwas, was man nur insofern für sich selbst tut, als es angenehmer ist, innerhalb der gesellschaftlichen, familiären, beruflichen Konventionen zu bleiben. Man hat davon, und ich hatte davon, zum Beispiel an diesem Wochenende, nicht aufzufallen.

Niemand, der mich etwa an diesem Arbeitswochenende kennenlernte, hätte danach wohl gesagt: Oh, ein trauriger, womöglich leicht depressiver junger Mann, hoffentlich bekommt er bald Hilfe. Oder findet etwas, was ihn weniger traurig macht. Höchstens hätten die Menschen gesagt: Ach ja, ein etwas schüchterner, nicht besonders lebhafter, aber ganz netter Typ. Wieso, ist was mit ihm?

Es gibt viele solchen Gelegenheiten, die für mich als schon depressiven oder noch traurigen Menschen immer ein Albtraum gewesen sind. Große, runde Geburtstage auf dem Lande. Also mit Übernachtung und am Morgen dann noch einem Frühstück, bei dem man wieder allen unter die Augen treten muss. Hochzeiten. Wie gesagt, berufliche Treffen mit vielen Programmpunkten, in Hotels oder Kongresszentren. Alle Anlässe, bei denen ein paar Faktoren zusammentreffen: die äußere Erwartung, dass es schön, ereignisreich, gesellig und fröhlich wird, also eine von scheinbar allen außer mir geteilte Vorfreude, verbunden mit für mich unbekannten Menschen und eingebettet in gesellschaftliche Konventionen. Also etwa, dass man gut drauf sein muss oder erfolgreich so tun: sei es, ein guter und geistreicher Gast zu sein, heiter und locker, oder ein guter und geistreicher Angestellter. Also genauer gesagt: Es muss doch möglich sein, ein ganz normaler Mensch zu sein. Sei ganz normal. Wie die anderen. Diese Botschaft lauert im Hintergrund, aber in Leuchtbuchstaben, so als würde einem eine Leuchtreklame über die Schulter auf den mit vielem Besteck gedeckten Platz an der Tafel scheinen.

Das bedeutet es, sich zusammenzureißen: sich wie ein ganz normaler Mensch zu verhalten, damit die anderen keinen Kummer oder keine Peinlichkeit mit einem haben. Und man selber auch nicht mit sich. Darum wünsche ich mir, obwohl ich es besser weiß, meine Mutter würde sich zusammenreißen. Darum wünsche ich mir, obwohl ich es besser weiß, ich könnte mich zusammenreißen.

Auch meine Frau hat sich das schon von mir gewünscht. Die Kinder auf dem Rücksitz, ich am Lenkrad, wir auf dem Weg zum Geburtstag einer Freundin in einem «schön gelegenen Landgasthof», dies hatte ich mir jetzt schon mehrfach anhören müssen als Anpreisung des Ereignisses. Wie nett das da wohl werden würde. Und, weil ich immer übellauniger wurde: dass ich mich doch jetzt bitte endlich zusammenreißen sollte.

Wie ungerecht es mir schien, das gesagt zu bekommen. Denn sie konnte ja nicht wissen (dachte ich), wie der Schimmelpelz sich immer weiter schwarz auf meiner Seele ausbreitete und wie ein Filter über meine Wahrnehmung legte. Ich hasste das Gefühl des Lenkrads in meiner Hand, den Anblick des Armaturenbretts, die grauenvolle Autobahn. In meiner Verzweiflung sagte ich: «Ich hätte einfach zu Hause bleiben sollen, mir geht es einfach nicht so gut.» Als wäre Zuhausebleiben jemals eine Option gewesen. Nicht, weil ich die Möglichkeit von meiner Frau aus nicht gehabt hätte. Sondern weil mein eigener Anspruch, mich zusammenzureißen, zu groß dafür war.

Ich verstehe die Erschöpfung meiner Frau. Und das ratlose Schweigen der Kinder auf der Rückbank. Es macht keine Freude, mit einem Menschen unterwegs zu sein, der nicht da sein möchte und der sich sichtlich unwohl fühlt, von Minute zu Minute mehr. Die Kinder haben Kopfhörer und Hörspiele, meine Frau, denke ich, das große und wütende Bedürfnis, mir zu helfen. Ich stelle mir das sehr frustrierend vor: einem Menschen helfen zu wollen, der sich nicht helfen lassen kann oder will. Denn in meiner Wahrnehmung wäre in dieser und ähnlichen Situationen die einzige Hilfe gewesen, mich buchstäblich an der nächsten Raststätte aussteigen zu lassen oder noch besser in einer Kleinstadt mit Regionalbahnanschluss. Und mir, spätestens jetzt wird es kompliziert, die Entscheidung leicht zu machen, dass es das Richtige ist, nun einfach zu gehen und nicht teilzunehmen, nicht da zu sein. Mir das schlechte Gewissen und die Enttäuschung zu nehmen. Eine unmögliche Aufgabe, denke ich. Vor allem, wenn ich selbst doch gerade dagegen kämpfe, sie selbst zu treffen, durchzusetzen und damit zu leben.

Zu der traurigen Tatsache, dass ich meiner Frau, wie sie wohl auch formuliert hätte, gerade das Wochenende versaue, kommt also noch, dass ich ihr ein schlechtes Gefühl verursache, weil ich mir nicht helfen lasse und sie stattdessen zurückweise. Sodass ich nicht nur das dringende Gefühl habe, nicht an dieser Wochenendunternehmung teilnehmen zu können, einfach weil ich kein normaler Mensch bin, weil ich es nicht kann, weil es mir nicht gegeben ist, weil ich es nicht eine Minute länger ertrage. Sondern zusätzlich das Gefühl, ihr, die sie sich auf das Wochenende gefreut hat, und den Kindern, die einfach einen gelassenen und fröhlichen Vater möchten, dieses Wochenende verdorben zu haben. Es ist der perfekte Seelensturm dessen, der haarscharf daran scheitert, sich bitte endlich zusammenzureißen.

Hier findet dann dieser seltsame Tanz auf der feinen Linie zwischen «Das ist noch das Leben» und «Ich bin schon depressiv» statt. Ich denke dann, zum Beispiel in dieser Autosituation: Na ja, so depressiv kannst du ja nicht sein, denn dann würdest du ja jetzt hier nicht weiterfahren, dann würdest du ja nicht die ganze Zeit versuchen, dich zusammenzureißen, denn dann müsstest du all das nicht tun, denn es wäre einfach so, dass all das nicht ginge. Du wärst frei, weil du so (und nach diesem Wort sehne ich mich in diesem Moment) krank wärst, dass du gar keine Möglichkeit hättest, als nicht teilzunehmen.

Es ist, wie wenn man seit Tagen oder Wochen an so einer leichten Erkältung laboriert, und sie ist nie stark genug, um sich wirklich mal ein oder zwei Tage ins Bett zu legen, man schleppt sich, wie das dann heißt, immer noch zur Arbeit, aber es kostet einen immer mehr Kraft, und insgeheim hofft man irgendwann, so krank zu werden, dass einem die Entscheidung abgenommen wird: Fieber oder etwas anderes Messbares, Unmissverständliches, das einem endlich die Lizenz gibt, sich krankzumelden und sich hinzulegen.

Diese Lizenz bekomme ich mit meiner verkorksten Halb- oder Dreivierteldepression* aber nicht, oder ich kann sie mir nicht selber ausstellen. Nicht, wenn ich halberkältet bin. Nicht, wenn ich halbdepressiv bin. Ich gehe zum Managementtreffen, und in meinem Kopf läuft «Heiter locker, heiter locker» wie ein leeres Gepäckband, auf dem nur dieser Fake-Koffer mit der Autowerbung von Sixt steht, aber man wartet auf Sachen, die einem wirklich was bringen. Ich beiße die letzten Kilometer auf der Autobahn zur Geburtstagsfeier die Zähne zusammen, buchstäblich, weil ich meiner Frau nicht weiter weh tun und die Kinder nicht alarmieren möchte. Ich will, was mich an meiner Mutter oder allen, denen ich das womöglich zu Unrecht unterstelle, so wütend und hilflos macht: niemandem zur Last fallen.

Ich komm schon klar.

Lasst mich einfach.

Und dann passiert dieses Furchtbare, aber auch Magische, das immer wieder dazu führt, dass ich mich eben doch zusammenreiße, dass ich die Kraft dann doch immer wieder aufwende. Es gelingt mir unter großem Energieaufwand,

. . . .

* Keine wissenschaftlichen Fachbegriffe.

das nun bevorstehende, schier nicht zu bewältigende Groß-
ereignis in eine unüberschaubare, endlose Reihe von Klein-
ereignissen zu zerlegen, von denen jedes einzelne sich
irgendwie unter Kontrolle zwingen und durchstehen lässt.

Klar kannst du aus dem Auto aussteigen.

Deine Füße finden den Boden.

Du findest eine Kinderhand in deiner.

Es geht doch. Guck jetzt nicht in die Zukunft, dieses
dunkle Gebirge, das sich dort auftürmt, wo all die anderen
sind, und deren gute Stimmung.

Erst mal die Pension.

Ja, man hat ein Zimmer reserviert. Es geht nicht leicht,
das zu sagen, und den Namen, aber es geht.

Das Gepäck ist schwer, erstaunlich, aber auch schön, wie
viel vier Menschen für eine Nacht brauchen. Das Ziehen
in den Armen tut gut, es ist eine Abwechslung. Eine Klarheit.

Die Kinder würden gern im Zimmer bleiben, wie immer
in Hotels oder Pensionen. Meine Kinder! Aber ich merke,
dass ich mich auf Schiene gesetzt habe, die Lore rollt un-
aufhaltsam, in Richtung auf das dunkle Gebirge namens
Geselligkeit, wo ich erst ins Bergwerk einfahren muss, um
die ganze Chose dann gewissermaßen von innen zu erklim-
men.

Zum Festort sind es nur ein paar Kilometer. Im Auto
konzentriere ich mich aufs Atmen. Fast wie jemand, der
achtsam mit sich und seinen Erfahrungen und Erlebnissen
umgeht. Aber es ist für mich der einzige Weg, nicht wieder
zurückzufallen in den Zustand von vor einer Stunde. Sich
zusammenreißen heißt auch: sich festhalten, festklammern,
um nicht wieder zurückzuschnalzen in die noch dunkleren

Zustände, die man gerade mit nackter Gewalt hinter sich gelassen hat.

Da kommen die Freunde A. So geht Lächeln.

Da kommen die Freunde B. Es wird fast leichter.

Aber auch, weil Freundin B mir, ich denke: ohne es zu merken, eine Hand reicht, die mir beim Hochklettern aus meinem düsteren Bergwerksschacht hilft. Sie sagt, außer Hörweite der Gastgeberin, dass sie sich ja sehr freue, aber – so ein ganzes Wochenende, mit Übernachtung, das sei doch auch immer ein bisschen eine Überwindung.

Ich atme ein kleines bisschen leichter, tiefer. Meine Frau ist immer noch verletzt, ich verstehe sie immer noch, und ich habe das Bedürfnis, nach ihrer Hand zu greifen. Für mich würde das bedeuten: Es geht mir langsam wieder besser, ich schaffe das gerade irgendwie womöglich doch, und es tut mir leid, dass ich es mir und uns immer so schwer mache. Für sie würde es aber bedeuten: Wie launisch er ist. Man weiß, sagt sie mir manchmal, bei dir einfach nicht, was einen erwartet.

Aber ich merke, dass mir kleine Steigeisen der Normalität helfen: wenn andere sagen, dass ihnen dieses oder jenes auch nicht leichtgefallen ist. Für sie ist es Smalltalk, und ich ahne, dass sie übertreiben, weil es für Anekdoten immer besser ist, wenn man die Dinge etwas dramatischer darstellt, als sie sind. Da ich aber damit beschäftigt bin, die Dramatik meiner inneren Verwerfung, die Dramatik des dunklen Angriffs mir selbst nach innen und allen anderen gegenüber nach außen mit allen Mitteln herunterzuspielen, trifft sich die übertriebene Smalltalk-Dramatik der anderen manchmal mit meiner runtergeregelten Depri-Dramatik: Puh, sagt Freund C, die und die habe ich ja lange nicht gesehen, ich frag mich, ob ich die wiedererkenne, manchmal komme ich mir vor wie der letzte Mensch bei solchen Festen. Das ist rhetorisch übertrieben von ihm, trifft sich aber eben mit dem, was ich für mich gerade mit aller Kraft untertreibe.

Und plötzlich entsteht eine Nähe im Schnittmengenbereich, und ich fühle mich weniger allein. Die kleinen Abschnitte des Durchstehens werden überschaubarer und einfacher zu bewältigen: Wenn der erste Gang zum Buffet mit einem Gespräch über Caprese mit einer Fremden gelungen ist, wird das «Und woher kennt ihr euch?» auf der Bierbank plötzlich denkbar. Ich fange an, mich menschlich zu fühlen, und mich durchrieselt etwas, das ich in solchen Situationen oft mit Glück verwechselt habe. Und dann gedacht habe: Guck mal, du musst dich nur drauf einlassen, du musst dich nur ZUSAMMENREISSEN, dann ist das eigentlich alles sehr schön. Warum nicht gleich so? Du musst dich – und hier kommt wieder ein Elternwort – eben einfach zu deinem Glück zwingen. Das war, was mein Vater zu sagen pflegte, wenn wir keine Lust auf den Ausflug hatten («Zieht doch nicht so einen Flunsch»), aber am See angekommen, ließen wir dann doch Steine flitschen und fanden es ganz schön, und danach befragt, gaben wir es gerne zu, und mein Vater sagte, wie zu sich selbst: Man muss die Leute zu ihrem Glück zwingen.

In meinem Verständnis bedeutet, sich zusammenzureißen: sich zu seinem Glück zu zwingen.

Und fast denke ich später am Abend, als die Kinder mit anderen in der Scheune spielen und wir beim Massenkaraoke rumgrölen: Wie gut, dass du dich zusammengerissen hast. Meine Frau sagt: Ist doch schön, dass du doch mitgekommen bist.

Sie hat recht.
Ich habe nicht recht.

Es ist schön, dass ich mitgekommen bin, aber in den folgenden Tagen merke ich, wie viel Kraft es mich gekostet hat. In die Erleichterung, das Wochenende überstanden zu haben, mischt sich eine tiefe Erschöpfung. Ich fühle mich leicht, aber eben auf die Weise leicht, wie man sich fühlt, nachdem man einen weiten Weg etwas sehr Schweres getragen hat, und es dann absetzt, und die Arme wollen fast wegfliegen ohne Last.

Aber was bleibt, ist eben auch: Was für andere ein schönes Wochenende mit Vorfreude und Nachfreude und Freude währenddessen ist, ist für mich etwas, das ich bestenfalls mit Erleichterung durchgestanden habe, allerbestenfalls mit kleiner Freude zwischendurch, in die sich dann aber immer gleich das schlechte Gewissen mischt, sich überhaupt SO ANGESTELLT zu haben.

Irgendwann ist es ja auch eine Frage der Lebenszeit. Aus wie vielen Wochenenden oder Abenden oder Arbeitstagen besteht das Leben, wenn man am Ende meist nur froh ist, sie irgendwie durchgestanden zu haben?

Und was, wenn es immer mehr Kraft kostet, die Dinge durchzuhalten, und die Energie, die man hat, immer weniger wird?

4. Arbeit und Leiden

Wie anstrengend das ist. Einfach zu leben und sich dabei aber immer oder im Zweifelsfalle sehr oft zusammenreißen zu müssen oder zu wollen. Wie viel Energie draufgeht für diese ständige Gedankenarbeit: Oh, da kommt der dunkle Flaum, aber vielleicht schaffst du es, ihn unter dieser oder jener Anstrengung daran zu hindern, sich auszubreiten. Oder du schaffst es, unter noch größeren Anstrengungen, mit ihm klarzukommen, wenn er sich dann doch ausgebreitet hat. All dieses Nachdenken über Strategien, über die richtigen Zeitpunkte, Dinge doch noch abzusagen, umzuplanen, um liegen bleiben zu können. All die vorweggenommene Reue und das vorauseilende schlechte Gewissen, weil man denkt: Na ja, aber noch schöner wäre es ja, du würdest TEILNEHMEN und hättest einfach SPASS wie ein GANZ NORMALER MENSCH, und warum gelingt dir das nicht, warum bist du so schwach?

Wie bleibt bei all diesen Anstrengungen, die ja nicht nur besondere Ereignisse und besondere soziale Herausforderungen betreffen, sondern unter Umständen oder phasenweise jeden normalen Tag – wie bleibt da noch Kraft, um zu arbeiten?

Oh, es geht ganz gut. Eine Weile. Ich würde, mit je mehr Menschen ich darüber spreche, sogar sagen: Mittelmäßig depressive Menschen sind eine Weile lang geradezu Idealbesetzungen am Arbeitsplatz.

Das liegt daran, dass die Arbeit ein scheinbar ideales Feld bietet, um die Depression wieder und wieder in kleinen Scharmützeln zu besiegen oder zumindest zurückzudrängen.

Der «schwarze Hund»: Churchill soll seine Depression so genannt haben. Das ist eigentlich eine gelungene Metapher. Ein schwarzer Hund ist bedrohlich, aber er kann auch nett sein. Netto ist eine Discounterkette, die sich «die mit dem schwarzen Hund» nennt*. F. Scott Fitzgerald sprach melancholisch von «schwarzen Bussen», die einen abholen und an den vertrauten depressiven Ort bringen. Mir fallen erst mal kriegerische Metaphern ein und solche, die den Kampf und die Anstrengung betonen, und das Abstoßende: dunkler Schimmelpelz, dunkle Gebirge, Bergwerke, Scharmützel. Ich glaube, man kann seine Depression einen schwarzen Hund nennen, wenn man sie sich eingestanden und eine Sprache dafür gefunden hat. Solange man damit ringt, ob man sie hat oder nicht, oder darum ringt, sie haben zu dürfen, fallen mir nur Vergleiche ein, die mit Kampf zu tun haben.

Also kämpfe ich im Büro. Ich glaube, in der Werkstatt ist es ähnlich. Vielleicht schwieriger, weil man sich in einer Tischlerei oder unter einer Motorhaube nicht so gut verstecken kann wie hinter einem mehr oder weniger sinnlosen Arbeitsplatz, an dem man allein sitzt und die Tür zumachen

....

* Der inoffizielle Slogan ist nur «Netto mit dem Hund», aber ich kann nicht anders, als überall nach depressiven Zeichen zu suchen.

kann. Ich weiß es aber nicht genau. Sagen wir, es ist ähnlich. Es gibt Aufgaben, die man erledigen kann, auch wenn es einem schwerfällt. Weil man zum Beispiel schon Routine hat und weil es zur Kultur gehört, sich über das, was man gerade tut, zu beschweren. Was die Chefin sich dabei wieder denkt. Und jetzt sollen wir wieder alle dies oder das tun, was denen auch immer wieder Neues einfällt. Warum muss Kollege X immer Problem A oder B verursachen? Jahrelang habe ich in diesem Zustand gelebt. Ich bin ungern zur Arbeit gegangen, aber einigermaßen klargekommen. Ich war oft ein bisschen gebückt und geduckt, aber das war vielleicht schlimmstenfalls was für die Ergonomikerin, die alle zwei Jahre unsere Monitorhöhe und unsere Stühle überprüfte. Dass ich gern in den Bildschirm gekrochen wäre, um unsichtbar zu werden, und mich auf dem superbequemen Stuhl zusammensinken ließ, um möglichst wenig Angriffsfläche zu bieten, war aber nur mittelbar ein Problem der Ergonomie oder der Orthopädie. Ich glaube sogar, mein Fläzen und Einsinken wirkte ein bisschen lässig, diese schluffige Haltung: Der fühlt sich wohl hier, der nimmt das alles nicht so ernst, der ist nicht so steif und überkorrekt, das fängt schon damit an, dass er manchmal den Kopf auf der Schreibtischplatte liegen hat, wenn man ohne Klopfen reinkommt. Eine Schrulle von ihm.

Ich war ziemlich gut in meinem Angestellten-Job. Das liegt daran, dass ich gern Sachen richtig mache. Daran, dass ich niemanden enttäuschen will. Ich will jede Erwartung, die an mich gestellt wird, erfüllen, und sei es meine eigene. Da ich sowieso die meiste Zeit um so was wie Seelenfrieden ringe, verschafft es mir zwischendurch kurzfristige Erleichterung, wenn ich auf einem einigermaßen überschaubaren

Feld etwas richtig machen kann. Dafür ist das moderne Angestelltenverhältnis der ideale Rahmen.

Hast du die noch mal angemailt? Ja, hab ich (Mini-Glücksgefühl).

Kannst du mal mit dem Chef reden? Ja, okay (Mini-Glücksgefühl).

An der Oberfläche verschafft mir das Erleichterung: ein kleiner Erfolg nach dem nächsten, ein stetiger Nachschub des Gefühls, etwas richtig zu machen. Und dadurch eine Reihe von Anflügen von Seelenfrieden.

Aber das kostet. Denn im Hintergrund rumort, was ich von den Wochenenden kenne oder von jenen Morgen, an denen mir das Aufstehen unvorstellbar ist. Klar verschafft es mir das herrliche Gefühl, etwas richtig gemacht und eine Erwartung erfüllt zu haben, wenn ich irgendwo anrufe und ein Problem regle. Darum tue ich es. Und sage mir, dass es nun mal dazugehört, sich zu überwinden, wenn einem Telefonate und Auseinandersetzungen mit anderen Menschen schwerfallen. Und an manchen Tagen so schwer, dass die Anstrengung nur durchzuhalten ist, weil die Angst, eine Erwartung zu enttäuschen, noch größer ist.

Tatsächlich passiert bei der Arbeit unter der mittleren Depression im Minuten- oder Stundentakt, was sich sonst über ein ganzes Wochenende oder einen Abend entfaltet, an denen ich mich zu etwas zwinge, was ich eigentlich nicht will, was aber nach meinem Verständnis SEIN MUSS. Ich reiße mich zusammen, ich überwinde mich, und ich kassiere als Belohnung eine Mischung aus Erleichterung und Erschöpfung, die ich mit Anerkennung und Glück verwechsle. Und wieder merke ich nicht, wie mich das auslaugt und wie die

Reserven immer weniger werden, von Telefonat zu Telefonat, von Kalenderwoche zu Kalenderwoche.

Währenddessen aber bin ich sehr zuverlässig und vergleichsweise schnell. Zuverlässig, weil ich mehr Angst vorm Versagen als vorm Handeln habe. Schnell, weil ich manche Sachen wie Pflasterabreißen mache oder weil ich beim Vor-mir-Herschieben andere Dinge erledige, die mir etwas weniger schwerfallen, die aber auch gebraucht werden.

Nach einer Weile gelte ich als launisch. Aber das ist, stelle ich fest, gar nicht so schlimm. Ich arbeite zu einer Zeit im Büro (späte Neunziger, frühe Zweitausender), als es noch als durchsetzungsstark gilt oder als mutig, wenn man mal im Ton scharf wird oder sogar laut. Das ist mein Glück und Teil meines Elends. Glück, weil ich weiter unbehelligt so durchsegele mit meiner Niedergeschlagenheit und meiner Angst, behelligt nur von mir selbst. Elend, weil ich weiter unbehelligt so durchsegele, ohne dass mal jemand zu mir sagt: Was ist eigentlich los mit dir? Warum bist du oft so gereizt, warum reagierst du manchmal so aggressiv? Ist alles okay? Willst du nicht mal was ändern? Oder dass die Chefin oder der Chef sagt: So geht das ehrlich gesagt nicht. Sollen wir dir helfen, was zu ändern? Sollen wir was für dich ändern?

Stattdessen ist der Chef ganz begeistert, als ich ihn, erschöpft und ratlos und wütend auf ihn, mich selbst und die ganze Welt, anherrsche: «Dein Führungsstil kotzt mich an.» Wegen einer Kleinigkeit: Ich bin über eine Redaktionskonferenz nicht informiert worden, an der ich eigentlich hätte teilnehmen müssen, sollen, können; und dass ich es erst zwei Minuten vorher und nur durch Zufall erfahre, bringt mein ganzes Konstrukt durcheinander: Ich arbeite zuverlässig, und zwar zuverlässig am Limit. Es darf nichts Unvorhergesehenes passieren, denn meine Ressourcen sind dünn verteilt, dünner geht nicht. Durch die damit verbundene Erschöpfung und Überforderung habe ich natürlich permanent das Gefühl, gegen mich zu arbeiten, und das übertrage ich auch auf die anderen, ich kann nicht alles nur an mir selbst auslassen (auch wenn ich es wirklich versuche). Ich fühle mich dauernd ungerecht behandelt und übersehen, und irgendwann platzt mir der Kragen.

Mein Chef entschuldigt sich, und später höre ich mehrfach, wie er vor anderen meinen Ausbruch als Beispiel für «die offene Kommunikation» in der Redaktion und für seine eigene Kritikfähigkeit zitiert, wohlwollend. Vermutlich hat er damit sogar recht. Dieser Ausbruch von mir oder mancher andere war aber eben nicht ein kalkuliertes rhetorisches Manöver oder die Verärgerung eines seines vollen Potenzials beraubten Angestellten, sondern das plötzlich sehr laut werdende Brummen einer Stubenfliege, die mit allerletzter Kraft wieder und wieder gegen die Fensterscheibe knallt.

Im Englischen gibt es den Begriff des «high-functioning depressive» als Bezeichnung für Depressive, denen man es im Alltag «nicht anmerkt», so sagen die anderen dann hinterher auch oft, weil sie so gut funktionieren. Aber es ist eine Bezeichnung, die nur den äußeren Eindruck beschreibt: Niemand hat auf dem Wochenendfest gemerkt, dass ich nicht mehr kann. Ich habe, von außen gesehen, funktioniert. Niemand hat in der Redaktion gemerkt, dass ich am Ende war, und zwar womöglich von Anfang an. Ich habe, von außen gesehen, gut und manchmal sogar sehr gut funktioniert. Ich bin den fünf Jahren, die ich in der Redaktion angestellt war, zweimal befördert worden. Die Managementtreffen, zu denen ich mich mit dem «Heiter, locker»-Mantra und einem kindlichen Kloß im Hals, Fäusten hinter den Augäpfeln, schleppte, hießen «Young Executive Meeting», «High Potentials», am Ende einfach «Führungskräftetagung». Es hätte immer so weitergehen können. Nur dass es eben dann doch nicht immer so weitergehen kann. Die Zwischenhalte oder Endstationen haben unterschiedliche Namen: Burnout, Stresserkrankung, Erschöpfungssyndrom. Die körperlichen Symptome trägt man mit Fassung, vielleicht sogar als eine Art Auszeichnung, zumindest den Beweis dafür, wie viel man gegeben hat.

Zumindest innerlich und zumindest eine Weile. Die chronischen Stress-Hämorrhoiden konnte ich mir wegoperieren lassen, zwei oder drei Tage stationärer Aufenthalt in der Klinik, das hängt man natürlich nicht an die große Glocke, man sagt dann eher: «Nee, nichts Schlimmes, nur lästig. Muss jetzt mal gemacht werden.»

Das klang womöglich sogar ganz glamourös. Es war allerdings, das ist sicher keine Überraschung, das Gegenteil davon. Nicht nur die Vor- und Nachbereitung der Operation: sich vom Pfleger den Hintern rasieren zu lassen, mit Salben und Tamponaden zu hantieren, ein oder zwei Wochen auch noch auf den zum Glück so gut gepflegten Redaktionstoiletten (die für Männer sind wenig frequentiert, es ist eine Frauenzeitschrift): weiße Salbe, braune Salbe. Vor allem: die unglaublichen Schmerzen, die mein Leben monatelang überlagern und begleiten wie eine kaputte Alarmsirene, die sich nicht mehr ausschalten lässt. Der Druck, der Stress, das viele Sitzen, sagt der Arzt. Und: «Das kann ein richtiges Leiden werden.» Seltsamerweise bleibt mir dieser Satz im

Ohr. Er sagt es mitfühlend, als er mir die Operation empfiehlt. Er sagt das Wort «Leiden», als stünde es mir zu, so zu
empfinden. Es ist wie ein Geschenk, das die verdammten
Hämorrhoiden mitbringen. Danke, Jungs. Ich bin trotzdem
froh, wenn ich euch los bin.

Den Tinnitus habe ich behalten. Wie ein Souvenir. Auch
so eine Stresserkrankung: das Hintergrundrauschen des Lebens, das Horchen in die Muschel der Angestelltenexistenz,
das rastlose Tasten der Flimmerhärchen, das sinnlose Vi-
brieren der Nervenbahnen, ein Flirren und Sirren aus dem
Nichts, mit der leicht zu entschlüsselnden Botschaft: Alles
nicht so einfach, oder? Na, lass dich mal nicht stören. Nee,
wirklich nicht. Brauchst du nicht. Beachte mich gar nicht.

Und es geht sogar. Ich glaube, das ist Glückssache: ob
man den Tinnitus aushält auf die Dauer oder ob man nicht
aufhört, ihn loswerden zu wollen, und sich mit immer neuen
Versuchen gegen ihn wehrt. Für mich war er so etwas wie
eine Entlastung, genau wie der Schmerz und das Wort
«Leiden»: Ich konnte nun also sogar hören, dass etwas mit
mir nicht in Ordnung war, und vor allem: Ich konnte hören,
dass ich mich wirklich richtig angestrengt und richtig zusammengerissen hatte. Nicht genug zwar. Aber ich hatte es
versucht.

Das Sitzen, der Druck, der Stress. Das Missverständnis
ist natürlich, die Arbeit hätte den Stress verursacht, der
Druck wäre gewesen, alles immer besonders gut zu machen. Nein, die Arbeit an sich war anspruchsvoll, aber gut
zu bewältigen, viele hätten sie machen können. Druck und
Stress hatte ich, weil ich Angst hatte, alles andere nicht zu
bewältigen. Aufstehen, ohne mich wieder hinzulegen. Losgehen, ohne umzukehren. Die Treppen in die Redaktion

hochzusteigen, die Beine von Stufe zu Stufe schwerer, aber der Fahrstuhl unvorstellbar, weil: auf so engem Raum, womöglich mit fremden Leuten, womöglich mit Leuten, noch schlimmer, die ich kenne.

Nicht jeder Tag war so. Genug Tage waren anders, so, dass ich mir und allen anderen immer wieder erzählen konnte, wie viel Spaß meine Arbeit mir macht. Ich habe die Arbeit, würde ich sagen, geliebt. Ich bin extra für diese Arbeit nach Hamburg gezogen, eine Stadt, mit der mich nichts verband als der Wunsch, dort bei der Zeitschrift *Brigitte* zu arbeiten. Eine Zeitlang dachte ich, na toll, und diese Liebe bringt dich jetzt nach und nach um, im übertragenen Sinne. Das Sitzen, der Druck, der Stress. Aber, wie gesagt, es war gar nicht die Liebe, sondern es war das ganze Drumherum. Überhaupt aufstehen, hingehen und das Telefon abheben. An den guten Tagen so glücklich sein, dass man sich an den schlechten noch daran erinnert und denkt: Das stehst du jetzt auch noch durch. Du musst dich einfach nur ein bisschen zusammenreißen. Dann geht das schon wieder.

5. Anerkennung

Vermutlich funktioniert man als funktionierender Depressiver auch deshalb so gut in der modernen Arbeitswelt, weil da so viel auf der persönlichen Ebene geregelt wird. Es gibt nicht mehr so viele Benefits wie früher, die fetten Jahre sind immer gerade vorbei. Es gibt die Betriebsrenten nicht mehr, das 13. und das, *schluck*, 14. Monatsgehalt sind Legende. Die Wochenarbeitszeit ist offiziell kürzer, aber inoffiziell natürlich viel länger als früher. Weil die Überstunden im Büro nicht mehr bezahlt werden und die Aufmerksamkeitsleistungen am Wochenende sowieso nicht. Gute Chefinnen und Chefs scheinen deshalb jene zu sein, die diese Einbußen und Defizite auf der persönlichen Ebene wettmachen können: indem sie Anerkennung verteilen.

Und oh, wie süchtig bin ich als unerkannter, mittlerer, hochfunktioneller Depressiver nach Anerkennung. Wer weiß, ob ich mir nicht meinen ganzen Beruf danach ausgesucht habe. Ich denke, dass in vielen Berufen das Anerkennungsdefizit eingebaut ist: Krankenpflege, Logistik, Steuerberatung. Die Arbeit im Journalismus und in vielen modernen, als kreativ verbrämten Bürojobs beruht auf einem ganzen System von Anerkennungsmechanismen. Es gibt metrische Anerkennung (Auflagen- oder Klickzahlen), inhaltliche (Briefe oder Mails), persönliche (wenn Kolleginnen sagen, das hast du gut gemacht, weil man etwas geschrieben hat, das vielleicht emotional nicht so einfach war oder das sie persönlich berührt hat), hierarchische, denn gerade in diesen Berufen wissen Vorgesetzte, dass man die Leute bei Laune halten muss.

Es hat mir was bedeutet, wenn die Chefin auf dem Weg aus dem Haus, schon gegen acht oder halb neun Uhr abends, an meinem Büro haltmachte, den Kopf reinsteckte und mit grummelndem Respekt sagte: «Sie machen aber bitte auch nicht mehr lange, Herr Raether.»

Ich glaube, ich habe es überhaupt so lange ausgehalten in einem festen Job, ohne meine psychischen Probleme auch nur ansatzweise in den Griff zu bekommen, weil ich süchtig nach dieser und aller anderen Anerkennung war. Anerkennung, selbst dieser durchsichtigen, ausbeuterischen, mühsam verbrämten Art, hat mich süchtig gemacht, als ich meiner Depression schutzlos gegenüberstand. Anerkennung heißt, gesehen zu werden, wahrgenommen zu werden, und ich denke, gerade im Job, aber auch sonst, faltet man dabei immer zwei Dinge zusammen, wenn man Anerkennung empfängt, genau, wie wenn man Kritik bekommt. Ich jedenfalls habe die Anerkennung für etwas, das ich getan habe (lange im Büro sitzen, einen Einfall haben, einen guten Textschluss finden), immer empfunden als Anerkennung von mir als Mensch: Ich war also doch richtig, ich war in Ordnung. Egal, wie sich das für mich anfühlte. Ich bin womöglich normal oder sogar besser als normal!

Woraus natürlich ein Teufelskreis wird. Ich bin depressiv, also bin ich kraftlos und erschöpft. Also fallen mir die einfachsten Dinge schwer. Also zweifele ich an mir als Mensch und an meinem Ort in der Welt. Und diese Zweifel werden gelindert, wenn ich Anerkennung bekomme, also mir bestätigt wird, dass ich in Ordnung bin. Aber um diese Anerkennung zu bekommen, muss ich mich, ohnehin geschwächt, noch mehr anstrengen, die Erschöpfung und die Depression werden noch tiefer. Die Linderung ist also nur möglich um den Preis einer Verschärfung der Symptome. So als wenn man eine juckende Hautstelle kratzt, sie dadurch, nach der unmittelbaren Erleichterung, aber noch mehr reizt. Sagte ich Teufelskreise? Ich meinte Abwärtsspirale. In kratzender Bewegung.

Natürlich war mir das jahrelang nicht klar. Ich wusste, dass Anerkennung etwas Wichtiges ist. Aber ich habe kaum verstanden, dass ich ihr eigentlich mein ganzes Leben nachjage. Zuallererst der Anerkennung von mir selbst. Und zwar erst mal, das ist noch schwerer zu merken, in ganz ursprünglicher, einfacher, unverschnittener Form: als Gesehenwerden. Es wäre wohl gut gewesen, wenn ich mich selbst hätte sehen und wahrnehmen können. Wenn ich also selbst hätte anerkennen können, dass mir vieles schwerer fällt als anderen und dass das nicht meine Schuld oder mein Defizit oder mein Versagen ist, sondern eine Sachlage, der man sich mit diesen Kategorien gar nicht zu nähern braucht.

Leider konnte ich im Alltag nicht anders, vor allem weil ich, aus welchen Gründen auch immer, die Erwartung mitgebracht habe, dass ich für sehr vieles verantwortlich und darum auch an vielem schuld bin. Wenn dein einziges Werkzeug Schuldgefühl ist, sieht jedes Problem wie dein eigenes Versagen aus.

Anerkennung, die ich mir selbst hätte geben können, hätte also so aussehen müssen: Ich hätte an manchem Morgen anerkennen müssen, dass etwas mit mir nicht in Ordnung war. Und zwar etwas, das zu regeln außerhalb meiner unmittelbaren Reichweite lag. Ich hätte meine Unfähigkeit aufzustehen als eine Handlungsgrundlage anerkennen müssen, nicht als Zeugnis meiner Unfähigkeit zu handeln.

Liegen bleiben und sich abmelden: Damit erkennt man die Fakten ja schon mal an. Aber es war mir viel zu selten möglich, und als ich noch in der Redaktion arbeitete, von 9.30 bis 18 Uhr, schon gar nicht. Da habe ich mich immer zusammengerissen. Weil die Angst davor, nicht in die Redaktion zu kommen und die Anerkennung nicht zu bekommen, so groß war, dass das Zusammenreißen ein ums andere Mal die einzige Option war, auch wenn es immer schwieriger wurde (siehe oben, Abwärtsspirale).

Anerkennung mir selbst gegenüber hätte aber nicht nur bedeutet, überhaupt mal hinzugucken und zu sehen, dass es so nicht mehr gut ist, dass ich SCHMERZEN habe. Es hätte auch bedeutet, anzuerkennen, dass ich das Recht habe, mich anders zu fühlen. Dass ich es nicht verdient habe, so zu fühlen. Aber wenn man es gewöhnt ist, wenn man es gelernt hat, wenn man es sich selbst beigebracht hat, sich notfalls auf Knien auf die tägliche Jagd nach Anerkennungsbröseln zu machen – dann ist es praktisch unmöglich, sich die Anerkennung des eigenen Schmerzes selbst zu schenken. Deshalb war ich so gerührt, als der Arzt mir das Wort «Leiden» schenkte, auch wenn es dabei nur um meinen Enddarm ging. Es öffnete sich durch dieses Wort eine Tür zu einem Korridor, an dessen Ende vielleicht die Möglichkeit lag, eines Tages etwas selbst so nennen zu können: ein Leiden. Und zwar nicht nur körperlichen, sondern womöglich sogar seelischen Schmerz so zu bezeichnen.

Anerkennung ist mein Kindheitsthema. Vielleicht ist es mir deshalb später so schwergefallen, mir darüber klar zu werden, dass ich bestimmte Dinge, zu denen ich mich überwinden muss, nur tue, um Anerkennung zu bekommen. Anerkennung, die ich andererseits nur brauche, weil ich vielleicht in der Summe meines Lebens oder eine entscheidende Zeit lang zu wenig Anerkennung bekommen habe oder zu wenig gesehen worden bin. Schwergefallen ist mir das, weil es sehr viel Kraft und Zeit kostet, erwachsen zu werden, erwachsen zu sein oder erwachsen zu spielen (ich vermute, das ist alles dasselbe). In dieser Zeit mochte ich nicht darüber nachdenken, wie es früher in meinem Leben war und ob ich vielleicht etwas hinterherjage, von dem ich zu wenig bekommen habe. Ich fand es nicht besonders erwachsen, auf diese Weise über mich selbst nachzudenken: so als würde meine Kindheit viel damit zu tun haben, wie es mir hier und heute geht und ging.

Zur Zeit meiner Arbeit in der Redaktion las ich ein Interview, das meine Kollegin Christine mit der Schweizer Therapeutin und Autorin Rosmarie Welter-Enderlin geführt hatte. Darin ging es um Eltern und um Traumata und solche Dinge, von denen ich fand, dass sie mit mir selbst wenig zu tun hätten. Also keinesfalls mehr als mit allen anderen Menschen auf der verdammten Welt. An einer Stelle fragt die Kollegin: «Wem würden Sie es denn zugestehen, dass er auf Grund seiner Kindheit am Leben verzweifelt?» Rosmarie Welter-Enderlin antwortet: «Niemandem. Außer wenn jemand psychisch schwer krank ist. Oder noch sehr jung. Ansonsten gilt der Satz: Ab dreißig ist man für sein Gesicht selbst verantwortlich. Und das heißt, dass man für sein Leben selbst verantwortlich ist.»

Ich weiß noch, wie ich beim Lesen innerlich geradezu jubelte: Endlich sagte es mal eine. All die Leute, die immer die Ursache für alles, was nicht gut lief, in ihrer Vergangenheit suchten, fanden einfach nur Ausflüchte. So verstand ich das, auch wenn Frage und Antwort kaum so gemeint waren. Ich las, was ich lesen wollte: Ab dreißig hat man das selbst zu regeln, Ende der Durchsage.

Heute sehe ich, dass Kontext und Fragestellung und Antwort deutlich komplexer waren, aber damals erreichte mich nur dieses bestätigende Signal: Reißt euch mal alle zusammen. Ich tue es doch auch. Hört auf, alles auf eure Kindheiten zu schieben. Auf alles, wovon ihr zu viel oder zu wenig bekommen habt. Wer denn nicht? Join the club. Und wer bin ich, und wer seid ihr? Schaut doch mal, wie vielen es so viel schlechter geht.

Auf der Suche nach Anerkennung, die einem ein bisschen und wenigstens kurzfristig über die Traurigkeit und die Angst hinweghilft, ist man nämlich sehr gut darin, sich selbst abzuwerten, jedenfalls war das bei mir so. Ich hatte sicher keine ideale, aber eine für meine Begriffe und die damalige Zeit (siebziger, achtziger Jahre) normale oder, sagen wir, weit verbreitete Kindheit. Eltern mit einer relativ unglücklichen Ehe, eine zu späte und gleichzeitig natürlich auch zu frühe Trennung (meine Schwester war acht, ich war zehn), keine ausgeglichene und keine wirklich gute Betreuungs- oder Besuchsregelung (jeden zweiten Sonntag beim Vater und seiner neuen Freundin, später Frau, sodass mit der Traurigkeit eine Fremdheit wuchs), kein wirklich erwachsener Umgang der Eltern miteinander (sodass meine Schwester und ich uns immer in irgendeine Richtung schuldig fühlten). Und sehr viel Alleingelassenwerden, das ich damals als Freiheit empfand oder um jeden Preis empfinden wollte. Ich denke, dass meine Eltern, beide für sich, das Gefühl hatten, jetzt eben auch mal dran zu sein. Zum Teil haben wir sie dabei angefeuert, etwa als meine Mutter wieder zu arbeiten anfing, was sie seit meiner frühesten Kindheit nie getan hatte. Ich war selten stolzer als an dem Nachmittag, als sie von ihrem ersten Arbeitstag kam, es war im Sommer, und wir hatten ihr Eiskaffee gemacht für auf dem Balkon, mit diesem im Block verkauften Milcheis von Langnese, das es 1982 noch am Kiosk gab. Mir gefiel auch, dass das bei ihr alles ein feministisches Thema war: die Frauenwochenenden, die neue Freundin, sie war nun also mit einer Frau zusammen, einer liebenswerten Taxifahrerin, wir kamen sehr schnell in der neuen Zeit an. Ich mochte auch die Bücher, die meine Mutter las, «Die Frau in der Gesellschaft» hieß eine Buchreihe. Dass meine Schwester und ich viel allein waren, fiel mir irgendwie nicht so auf. Vor allem, dass wir beide mit unseren Empfindungen und Reaktionen und Ängsten allein waren. Dass es also, um den Bogen zu schließen, kaum Anerkennung gab von unseren Eltern dafür, wie wir uns fühlten. Es gab damals, denke ich, so Gesprächsleitfäden, wir lieben euch beide immer noch so sehr wie vorher, es hat nichts mit euch zu tun. Und das musste dann reichen.

Jahre später ist mir in einer Art Pop-Gedicht einer von diesen Sätzen um die Ohren geflogen. «I Trawl the Megahertz» heißt ein zwanzigminütiges Musikstück von Prefab Sprout, in dem eine weibliche Erzählstimme von ihrer großen Liebe und ihrer Trennung erzählt: «I'm telling myself the story of my life», ich erzähle mir selbst die Geschichte meines Lebens, und ein Satz, der am Anfang und am Ende mehrfach auftaucht, lautet: «Your daddy loves you very much, he just doesn't want to live with us anymore», euer Vater liebt euch sehr, er möchte nur nicht mehr bei uns wohnen. Das war so etwa der Sound, 1979, 1980, und ich erinnere mich, wie mir dieser Satz, als ich das Stück im Jahr meiner eigenen Hochzeit hörte, die Beine wegzog. Ja, das war genau diese vorgestanzte, aber tief empfundene Liebeslüge, die keine weiteren Fragen zulässt, keine Wut und keine Trauer, obwohl sie in sich so widersprüchlich ist: Wenn er uns so sehr liebt, warum möchte er dann nicht mehr bei uns wohnen, und was heißt hier «nur»?

Aber auch 2003, auf dem ersten Höhepunkt meiner depressiven Überforderung im Job und auf dem ersten Höhepunkt meiner Jagd nach Anerkennung als Antidepressivum, war ich nur einen Moment bereit, diesen Satz auf mich zu beziehen: Ich wollte mich nicht als Kind ansprechen lassen.

Vielleicht zehn Jahre später war ich mit meiner Frau bei einer Eheberatung, weil wir immer wieder die gleichen Missverständnisse und Kommunikationsprobleme hatten. So die offizielle Sprachregelung für sehr enge Freundinnen und Freunde, vielleicht auch untereinander. Wir hätten auch sagen können: weil wir beide darunter litten, dass ich immer so wahnsinnig schlecht drauf war.

– Wieso immer?

– Na ja, schon ziemlich oft.

– Ich darf ja wohl mal … schlecht drauf sein.

– Deine ewige schlechte Laune zieht uns alle runter.

– Warum nennst du das immer schlechte Laune, als könnte ich das einfach ändern …

– Na ja, wir hängen halt alle von deinen Stimmungen ab.

– Warum macht ihr euch davon so abhängig? Das ist doch für mich auch eine Überforderung.

– Was meinst du, wie mich das überfordert. Du solltest dir wirklich helfen lassen.

– Warum pathologisierst du das, wenn ich einfach mal traurig oder erschöpft bin? Ich arbeite doch auch viel, und es sind halt eben einfach auch viele Sachen traurig.

Und so weiter.

Die Paartherapeutin wollte dann erst mal wissen, woher wir so kämen, also familiär, auf diese Art formulierte sie das. Als ich an der Reihe war, fand ich mich schnell, weil ich die Dinge auf den Punkt bringen und nicht auswalzen wollte, in einer Nussschale meiner Kindheit wieder. Gebeten, doch ein bisschen mehr über die Scheidung meiner Eltern zu erzählen, schilderte ich einen typischen Besuchssonntag. Wie niedergeschlagen unsere Mutter beim Frühstück war und wie meine Schwester (für meine Begriffe) herumtrödelte, weil sie unserer Mutter keinen Kummer bereiten und sich so spät wie möglich von ihr verabschieden wollte. Dass ich also beim Frühstück meiner Mutter gegenüber ein schlechtes Gewissen hatte, weil wir sie allein ließen, und dann auf dem Weg zur S-Bahn meiner Schwester gegenüber, weil ich sie antrieb und auf ihr herumhackte, obwohl ich sie doch eigentlich hätte beschützen und trösten müssen. Und wenn wir dann, eine halbe oder dreiviertel Stunde später als verabredet, bei meinem Vater eintrafen, hatte ich ihm gegenüber ein schlechtes Gewissen, weil wir ihn enttäuscht und etwas von seiner kostbaren Zeit mit uns verschwendet hatten.

Es entstand ein kurzes Schweigen im Raum, und meine Frau und die Therapeutin sahen mich etwas betreten an. Vielleicht auch, weil ich das so fröhlich erzählte; ich mag erzählerische Zuspitzungen und gute Beispiele mit interessanten Parallelen, und um nichts anderes handelte es sich hier meiner Ansicht nach.

«Und Sie waren zehn, elf, zwölf?», fragte die Therapeutin.

«Ja, genau.»

«Und tut Ihnen der Junge, der Sie damals waren, heute leid?»

Ich musste lachen. Das passiert mir oft, wenn es ernst wird. Aber dass es dann gerade ernst geworden ist, merke ich oft erst etwas später. «Na ja, warum sollte der mir leidtun?», sagte ich. «Ich fand das jetzt, glaube ich, auch nicht so schlimm damals. Das war halt so.»

Aber die Frage arbeitete in mir, und als diese Sitzung vorbei war, kam ich kaum die Treppe hinunter. Es war, als würde all meine Kraft plötzlich von einer Erkenntnis beansprucht, die sich nicht länger unterdrücken lassen wollte: Ja, doch, dieser Junge damals, wenn ich mir den jetzt so vorstellte – der tat mir leid. Die Therapeutin hatte dann sogar, um ihre Frage zu verdeutlichen, noch hinterhergeschoben: «Würden Sie diesen Jungen gern mal in den Arm nehmen, wenn das ginge?»

Und die Erkenntnis war: Ja, ich würde ihn gern in den Arm nehmen. Mehr, als ich mir damals bewusst wünschte, mich würde mal jemand in den Arm nehmen, wünschte ich mir heute, ich könnte das Kind trösten, das ich einmal war. Und fast bekam ich schon wieder Schuldgefühle; diesmal, weil selbst ich, dreißig, vierzig Jahre später, nicht auf Anhieb in der Lage war, dieses Kind zu sehen und ihm Anerkennung zu schenken.

Schon im Auto aber hatte ich mich wieder gefasst. War das nicht alles ganz normal? Die Hälfte der Klasse hatte damals geschiedene Eltern. Als meine Eltern sich trennten, kam mir das in meiner Erinnerung so vor, wie eine Zahnspange zu bekommen: Man freute sich nicht gerade darauf, aber es war (in Berlin-Zehlendorf Ende der Siebziger) ziemlich unausweichlich, ein bisschen unangenehm, vor allem aber ein unübersehbares Zeichen des Großwerdens. Stand es mir zu, wegen eines weit verbreiteten Kindheitsschmerzes noch Jahrzehnte später unter einer Anerkennungssucht und einer Niedergeschlagenheit zu leiden, die sich gegenseitig hochschaukelten?

Natürlich wusste ich damals und heute, dass diese Niedergeschlagenheit und dieser Kampf um Anerkennung nicht eine einzelne, sondern viele, komplexe, miteinander verwobene und einander widersprechende Ursachen und Herkünfte hat. Dennoch kam mir der Gedanke besonders schäbig vor, aktuelle Probleme von mir könnten mit Dingen zu tun haben, die viele Jahre oder Jahrzehnte zurücklagen. Alle haben doch eine Kindheit. Darunter zu leiden ist so, wie auf komplexe soziale und politische Zusammenhänge mit einem wichtigtuerisch gestammelten «Wir leben in einer Gesellschaft» zu reagieren. Wir haben eine Kindheit. Na und? Und guck dir doch deine beziehungsweise meine Eltern an: Diese lieben Leutchen, was will ich denen denn jetzt für irgendwelche alten Sachen am Zeug flicken? Nur weil sie mich damals ein- oder zweimal zu wenig in den Arm genommen haben?

Ist das nicht einfach das Leben? Geht es uns nicht allen so? Geht es uns nicht allen so, dass wir in der aktuellen Ausprägung unseres Gesellschafts- und Wirtschaftssystems noch viel mehr nach Anerkennung gieren, als Menschen es früher getan haben? Weil wir – und damit meine ich Menschen zwischen Mitte dreißig und Mitte fünfzig in entfremdeten Bürojobs oder anderen Angestelltenverhältnissen oder alle, die sich angesprochen fühlen wollen – weil wir weniger Rückzugsmöglichkeiten vom Job haben, weil die Grenzen zwischen Arbeit und Freizeit verschwimmen, weil wir rund um die Uhr ansprechbar sein wollen oder müssen, weil zugleich aber unsere Ansprüche höher geworden sind, Zeit mit den Kindern zu verbringen, und so weiter. Und hatten wir nicht alle EINE KINDHEIT?

Es ist seltsam, wie einfach und reduziert man denkt, wenn es darum geht, das eigene Leiden nicht anzuerkennen. Plötzlich ist also das Ergebnis eines Nachdenkens über offensichtliche Beschwerden: Du, den anderen geht es auch nicht besser. Und das ist auch alles schon ganz schön lange her. Sehr, sehr lange. Wenn es überhaupt was damit zu tun hat. Und wir leben in einer Gesellschaft. Also, na ja, du weißt ja: Reiß dich halt einfach noch mal ein bisschen zusammen, du weißt doch, wie das geht.

Auf keinen anderen Schmerz würde man so reagieren. Wenn ein Knöchel, bei dem der Bruch oder die Stauchung schon Jahre her ist, und man dachte: längst verheilt – wenn dieser Knöchel nun wieder weh täte, und zwar so, dass man nicht so gut AUFSTEHEN könnte und nicht so gut die Treppe zum Büro hochkäme: Wie würde man sich dann verhalten? Also ich? Ich würde nicht lange zögern, mir erst eine Salbe, dann eine Bandage und dann einen Besuch bei der Orthopädin zu gönnen. Ich käme nicht auf die Idee, sofort zu mir selbst zu sagen: Na ja, schön und gut, aber es gibt Leute, die haben den Knöchel gebrochen oder kämpfen um ihr ganzes Bein, eine Verstauchung hatten ja nun alle mal, warum meinst du, du wärst jetzt so was Besonderes, dass du Linderung brauchst? Das ist eben einfach das Leben, kauf den rechten Schuh in Zukunft eine Nummer größer, mit ein bisschen Trickserei geht das.

Bei der Seele oder der Psyche oder wie man es nennen will, beim Hirn oder beim Herz: Da gehen mir und vielen, die ich kenne, solche Unmöglichkeiten leicht von der Zunge. Und weil diese Selbstvertröstungen, diese Selbstbeschwichtigungen und vielleicht auch das Gefühl, es gar nicht besser verdient zu haben, mir so leichtfallen, hat es ewig gedauert, bis ich nun doch wieder bei einer Therapeutin sitze, die mich genau nach diesen Dingen fragt und der es egal ist, dass andere auch eine Kindheit hatten oder dass es noch viel schlimmer hätte sein können. Wenn dieses Buch erscheint, mache ich seit etwa einem Jahr eine tiefenpsychologische Gesprächstherapie. Ich weiß, dass ich immer noch süchtig nach Anerkennung bin, darum bin ich vorsichtig mit und ein bisschen beunruhigt bei dem, was ich jetzt schreibe: dass der Beginn einer Therapie und das Gefühl, womöglich eine passende Therapeutin oder einen passenden Therapeuten gefunden zu haben, so was wie die ultimative Anerkennung ist. Nicht im Sinne von: Hast du gut gemacht, Till, hier, nimm einen Leuchtkeks und iss ihn im Dunkeln. Sondern im Sinne von: anerkennen, dass man Hilfe braucht, sogar verdient, und womöglich auch bekommen kann.

Und ich merke, dass es mich erschüttert, wie die Therapeutin stellvertretend für mich Dinge sieht und anerkennt, die ich nicht wahrhaben kann. Manchmal, wenn ich von einem Erlebnis aus meiner Kindheit oder mit meinen Eltern erzähle, sagt sie in eine Pause hinein: «Das macht mich richtig wütend gerade. Ich fühle, wie ich wütend werde, wenn

Sie das erzählen.» Sie erkennt also an, dass ich eigentlich das Recht hätte, wütend zu sein, auch nach Wochen oder Jahren noch, indem sie sich erlaubt, das zu fühlen und auszusprechen. Und ich kann anerkennen, dass Wut womöglich wirklich angebracht ist, weil ich sehe, dass eine Person, der ich vertraue, sie an meiner Stelle empfindet. Sozusagen eine positive Anerkennungsspirale. Aber wie gesagt: Ich will vorsichtig sein, ich hänge immer noch viel zu sehr an der Alltagsvariante vom A-Stoff. Und diese Sucht nach immer neuen, unmittelbaren Dosen von Anerkennung, diese Sucht nach Lob und Streicheleinheiten auf allen Ebenen war womöglich auch ein Grund, warum es überhaupt so lange gedauert hat, bis ich jetzt bei dieser Therapeutin sitzen kann.

6. Scham

Ich habe mich immer geschämt. Und auch darum hat das alles so lange gedauert.

Scham ist leider auch so ein Kinderwort: Geh auf dein Zimmer und schäm dich. Schämst du dich denn gar nicht? Eine Wortwahl und ein Gefühl, mit dem ich als Erwachsener ungern konfrontiert werden möchte. Darum verdränge ich nicht nur die Gründe, aus denen ich Scham empfinde, sondern auch, dass ich mich überhaupt schäme.

Ein ganz klassischer Satz, man hört ihn oft: Depressionen seien für die Betroffen ja oft auch «sehr schambesetzt». Ich weiß nicht, ob das beim Scrabble durchgehen würde, aber schambesetzt ist offenbar ein Wort. Ich glaube, dass diese Scham und der Verdacht, von ihr besetzt zu sein, im emotionalen Zentrum der Frage stehen: Ist das noch das Leben, oder bin ich schon depressiv? Wenn das (also sich nicht so gut zu fühlen, lieber liegen bleiben zu wollen) das Leben ist, dann muss ich mich ja nur weiter zusammenreißen oder eine Entspannungstechnik lernen, dann geht das schon irgendwie. Aber wenn ich doch schon depressiv bin – dann hilft auf die Dauer wohl kein Zusammenreißen mehr, und dann wird es womöglich peinlich. Denn depressiv zu sein ist auf verschiedene Weise peinlich. Niemand muss sich für Depressionen, egal welchen Zuschnitts, schämen, aber es ist sehr einfach, es zu tun. Ich spreche aus jahrzehntelanger Erfahrung.

Erst mal, ganz offensichtlich: weil vieles, was mit Depressionen zu tun hat, nicht besonders anziehend ist. Sich selber so zu erleben, und sich anderen so zumuten zu müssen, ist unangenehm. Männern vielleicht noch mehr, zumindest war das über viele Jahre so, was man etwa daran sieht, dass Männer sich seltener mit Depression diagnostizieren lassen und statistisch gesehen weniger bereit sind, eine Therapie zu machen (kann ja auch sein, dass es einfach nur das Leben ist oder eine schlechte Phase, Kopf hoch, Alter, das wird wieder). Weil es nicht zum traditionellen männlichen Rollenbild passt, im Bett liegen zu bleiben und sich die Decke über den Kopf ziehen zu wollen. Zu allen anderen Rollenbildern auch nicht mehr, würde ich sagen. Den Tag über nicht aus dem Schlafanzug zu kommen, kann unter bestimmten Umständen vielleicht ein Zeichen von Lässigkeit sein, zu schluffig für diese unverschämt leistungsorientierte Welt; aber es liegt sehr viel näher, es als Schwäche zu empfinden, für die man sich schämen muss oder kann.

Vermutlich ist der depressive Gemütszustand in unserer Wahrnehmung erst mal damit verbunden: Schwäche. Alles, was mit Depression zu tun hat, wirkt und sieht erst mal aus wie Schwäche. Vor allem, wenn man selbst oder wenn andere das Gegenteil von einem erwarten. Liegen bleiben zu wollen, sieht aus wie Faulheit, zu schweigen und sich von anderen zurückzuziehen, wie Arroganz oder Empfindlichkeit, und Niedergeschlagenheit ist eine Niederlage in einer Welt, deren Ästhetik eher auf der Erwartung von Ausgelassenheit beruht.

Soll ich was mitbringen?

Nur dich selbst und gute Laune.

Diesen Partyeinladungsdialog sagen heute zwar alle nur noch parodistisch auf, aber der wahre Kern bleibt ja: Gute Laune würde schon helfen. Klar, ein lieber, guter Freundeskreis kann eine kleine Zahl Deprimierter oder Depressiver in der Runde vertragen, aber die kritische Masse ist schnell erreicht. Das ist nämlich das Nächste, dessen man sich am Depressivsein schämen kann: Du bist halt der Stimmungskiller, der Partypooper, die Person, die die anderen herunterzieht, schlecht drauf bringt, die die Vibes killt.

Es ist erstaunlich, wie viele Redewendungen es für Mitmenschen gibt, die andere durch ihre Anwesenheit in schlechte Stimmung versetzen. Das liegt womöglich daran, dass es recht viele von diesen Menschen gibt, also Leuten wie mir. Oder an der Angst davor, sie auf einer Party oder einem Meeting als Gesprächspartnerin, Tisch- oder Sofanachbarn zu erwischen. Vermutlich beides.

Also ist da die unattraktive Schwäche, der ausgebeulte Schlafanzug. Dann das Runterziehen, zweiter Grund, um sich zu schämen. Vor allem, wenn man eigentlich so süchtig nach der Anerkennung anderer ist. Also kommt ein drittes Schamfutter hinzu: die Angst, dass die anderen einem die Liebe und die Anerkennung entziehen oder gar nicht erst geben werden.

Früher hat man gesagt: Was sollen denn die Leute denken? Tatsächlich habe ich mich ein- oder zweimal in meinem Leben dabei ertappt, dass ich diesen Satz gedacht oder sogar ausgesprochen habe. Zum Beispiel, als ich meinen vierzigsten Geburtstag groß feiern wollte und es am Ende einfach nicht konnte, wegen: Deprionen[*].

....

[*] Als die Klatschpresse anfing, sich nicht mehr nur vage mit den Depressionen von Prominenten zu beschäftigen («die traurige

Den Dreißigsten hatte ich verpasst, auf so eine halbde-pressive Weise. Ich war kurz zuvor nach einem Jahr in den USA, wo ich meine Freundin zurückgelassen hatte, zurück nach Deutschland gekommen, um meine alte Wohnung in Berlin aufzulösen und für einige Monate nach Hamburg zu ziehen, als Autor bei *Brigitte*. Als die Kolleginnen mich fragten, welcher Tag denn für mich gut wäre, um in die Re-daktion nach Hamburg zu kommen, sagte ich, es wäre mir egal. (Nur keine Umstände machen, man könnte ja sonst weniger Anerkennung bekommen.) Also zum Beispiel am 15. Februar? Ja, klar. Dass es mein dreißigster Geburtstag war, sagte ich nicht. Ich kannte ja die Leute in der Redak-tion nicht so gut und wollte sie nicht damit in Bedrängnis bringen, dass sie nun eine kleine Geburtstagsfeier improvi-sieren oder gar abends was mit mir machen müssten. Au-ßerdem, sagte ich mir, hatte ich ja gerade für ein halbes Jahr meine Freundin in den USA zurückgelassen und in Berlin nur eine halb ausgeräumte Wohnung, bei der die Untermie-terin die Miete nicht bezahlt hatte; und alle Bücher, die ich in den Keller geräumt hatte, um ihr Platz in den Regalen zu machen, waren durch einen Rohrbruch zu einer einzigen Masse geworden, *pulp fiction*. Warum also feiern? Es gab nichts zu feiern. Mittendrin, also am Abend des dreißigsten Geburtstags, den man nicht feiert, kommt einem das dann jedoch unter Umständen anders vor, und es breitet sich eine gewisse Leere in einem aus. Also, in mir. Damals.

Prinzessin»), sondern die Krankheit als solche zu benennen, übernahm meine Großmutter, die diese Presseerzeugnisse iro-nisch las, das Wort in den Alltagsgebrauch. Allerdings in der hier wiedergegebenen Verballhornung oder Verniedlichung.

Der Vierzigste sollte daher anders werden. Ich hatte nun eine Familie in Hamburg, neue, liebe Menschen in meinem Leben. Ich lud alle ein. Von den Nachbarn bis zu den alten Freundinnen aus Berlin. Sie freuten sich und sagten zu. Vierzig, fünfzig Leute. So, dass es in der Wohnung richtig gemütlich geworden wäre (Februar, siehe oben). Oder war die Wohnung in Wahrheit zu klein? Und was würde es zu essen geben? War das alles wirklich eine gute Idee?

Weil ich Angst davor habe, solchen Dingen nicht gewachsen zu sein (und mit solchen Dingen meine ich: dem Leben in seinen jeweils aktuellen Ausprägungen und Anforderungen), beschäftige ich mich ungern damit, die Dinge (das Leben) zu planen, und verschiebe sie (es) gern ein ums andere Mal, wodurch ich mich immer unwohler und angespannter fühle.

Eines Morgens, vielleicht drei Wochen vor meinem vierzigsten Geburtstag, kam ich nicht mehr aus dem Bett. In einem Leben, in dem ich nach meinem Empfinden viele Fehler gemacht hatte, war nun also der schlimmste und der, über den ich mich am ALLERMEISTEN ärgerte, dass ich überhaupt je auf die Idee gekommen war, diesen Scheißgeburtstag feiern zu wollen.

Eine vernünftige Reaktion wäre vielleicht gewesen, über die eigene Niedergeschlagenheit und die Tatsache, dass sie mir nun den Geburtstag unmöglich machte, traurig zu sein. Meine Reaktion war, mich zu hassen (nicht einmal das kriegst du hin, alle anderen feiern ihren Geburtstag und freuen sich darauf, NUR DU kannst das nicht, nicht einmal das).

Zum ersten Mal erlebte ich nun wenigstens einen Moment großer Klarheit: Ich spürte mit jedem Quadratmillime-

ter meiner fahlen Hautoberfläche, dass ich diesen Geburtstag nicht würde feiern können mit vierzig, fünfzig Leuten,
bester Stimmung und Vor- und Nachfreude. Ich weiß noch,
dass ich zu meiner Frau sagte: Es geht nicht, ich muss das ab-
sagen, ich kann das nicht. Und ich glaube, sie war erleichtert,
dass ich das so klar erkannte, und sie tröstete mich.

«Aber», sagte ich, wortwörtlich: «Was sollen denn die
Leute sagen?»

Denn das war das, wovor ich am meisten Angst hatte:
den anderen Umstände zu machen, sie zu enttäuschen. Also
schrieb ich allen, die ich nur per Mail eingeladen hatte, es
ginge nun leider doch nicht, ich könnte das nicht, und ich
beließ es dabei, und es kamen auch so gut wie keine Nachfragen. Denen, die schon ihre Bahnfahrkarten gekauft hatten, sagte ich: Kommt doch trotzdem. Wir sind dann zwar
nur zu fünft oder sechst, und vielleicht lade ich die Nachbarn doch noch SPONTAN ein, also dann zu acht oder so,
aber es wird keine große Feier, aber ich freue mich, wenn ihr
trotzdem kommt. Besonders schwer aber fiel es mir bei den
guten Freunden, denen ich das nun meinte, persönlich und
nicht per Mail sagen zu müssen.

Als ich meinen Freund Dirk anrief, stammelte ich ein
bisschen herum am Telefon, und in das «Ich muss das ab-
sagen, ich bin nicht in Stimmung» mischte ich immer wieder
Entschuldigungen, die mir nötig und dringend erschienen.

Aber Dirk, mit dem ich noch nicht so lange eng befreun-
det war und bei dem ich ein bisschen unsicher war, ob er
nicht vielleicht so ein bisschen versuchen würde, mich doch
anzufeuern, nach dem Motto: Ach komm, das kriegst du hin,
soll ich ein paar Bleche Zwiebelkuchen mitbringen, so was,
was Nettes, was Hilfsbereites, aber das wollte ich ja jetzt gar

nicht – Dirk unterbrach mich nach einer Weile und sagte: «Aber Till, das muss dir doch nicht leidtun, das ist doch völlig normal, das hat doch jeder mal, ich kann das gut verstehen.»

Ganz normal ist es nicht. Es hat auch nicht jeder mal. Und es reagiert auch nicht jeder so. Darum erinnere ich mich noch an die Dankbarkeit, die ich empfand, als Dirk das sagte. Er nahm mir die Scham, oder er gab mir die Erlaubnis, mich nicht schämen zu müssen dafür, dass ich zu schwach war, meinen vierzigsten Geburtstag so zu feiern, wie ich es mir vorstellte. Oder so, wie ich mir vorstellte, dass ich es mir vorzustellen hatte. Es war, wenn ich das im Nachhinein so gefühlvoll formulieren darf, mein schönstes Geburtstagsgeschenk. Wie er plötzlich dieses Fenster aufmachte, hinter dem diese Welt lag, in der man sich gar nicht schämen musste, wenn einem etwas nicht gelang, und für einen Moment erhaschte ich eine Ahnung davon.

Seltsam, wie oft ich jetzt geschrieben habe, dass ich mich vor allem für diese Schwäche geschämt habe. Dafür, zu schwach zu sein, meine eigenen und die Erwartungen der anderen zu erfüllen. Wenn ich vorausblicken darf, dann ist das im Grunde die größte Veränderung, die ich bei meiner etwa dreißig Jahre langen Beantwortung der Frage durchlaufen habe, ob es einfach das Leben oder doch schon die Depression ist: diese Schwäche nicht mehr als Schwäche zu sehen und mich deshalb auch nicht mehr dafür zu schämen.

Meine Kollegin Simone hat mir einmal, als wir über das Schreiben von Kriminalromanen sprachen, von einem Trick erzählt, wenn sie nicht weiterweiß in ihren Büchern. Sie fragt sich dann, was die Superkraft der Person ist, über die sie gerade schreibt. Da Simone keine Comics oder Science-Fiction-Romane schreibt, ist die Superkraft einer Person hier eine Metapher. Eine besondere Eigenschaft, die den Kern dieser Person ausmacht. Indem die Autorin sich darauf besinnt, kann sie sich besser vorstellen, wie diese Person sich verhalten wird und was sie erleben wird. Ich glaube, die Superkraft von Simones Hauptfigur, der Staatsanwältin Chastity Riley, ist eine große emotionale Durchlässigkeit, die sie immer wieder zwingt, auf alles zu reagieren und sich selbst aggressiv zu schützen, die es ihr aber eben auch ermöglicht dranzubleiben, wenn andere längst aufgegeben hätten. [*]

Ich glaube also, dass die Schwäche, für die ich mich früher so geschämt habe, heute meine Superkraft ist. In dem Sinne, dass sie mich daran hindert, Dinge zu tun, die mir (und im Übrigen auch anderen) schaden könnten. Aber Schwäche ist auch meine Superkraft, weil sie mir Dinge ermöglicht, die gar nicht selbstverständlich sind und die für andere vielleicht sogar schwer zu bewerkstelligen sind. Es ist recht einfach: Weil ich mich nicht mehr schäme, nehme ich meine Schwäche als Warnsystem wahr. Wie vielen Menschen in freien Berufen oder unsicheren Beschäftigungsverhältnissen fiel und fällt es mir oft schwer, nein zu sagen, auch wenn ich genau weiß, dass ich eigentlich keine Zeit für einen weiteren Auftrag habe.

Und dann fing ich früher immer an zu grübeln: «Wenn du jetzt nein sagst, kriegst du vielleicht nie wieder einen Auf-

....

[*] Die Rede ist von Simone Buchholz, ich empfehle zum Quereinstieg in die Welt von Chastity Riley: «Blaue Nacht», Berlin 2016.

trag, und später, wenn du wenig zu tun hast, bereust du das.»
Mein Bauchgefühl war: Ich bin eigentlich zu schwach dafür,
mir noch mehr aufzuladen. Oder, wenn einem das Wort
nicht gefällt: Ich habe nicht genug Energie, Kapazitäten,
Ressourcen. Und trotzdem habe ich immer, immer ja gesagt.
Was dann auf geradem Weg in die völlige Überforderung
geführt hat und ein paarmal auch zu nur noch mühsam ka-
schierten Zusammenbrüchen. Ich habe schon geweint vor
Wut im Arbeitszimmer, weil ich so frustriert darüber war,
wie viel Unschaffbares ich mir wider besseres Wissen auf-
geladen hatte. Ich habe meine Frau gebeten, sich neben mich
zu setzen und mir gut zuzureden, während ich Unterlagen
sortierte, die mir über den Kopf wuchsen, und vor denen ich
allein kapituliert hätte. Übrigens gar kein schlechter Tipp für
Momente, in denen gar nichts mehr geht, sich eine (von der
Problemlage im Job) unabhängige, aber liebevolle Instanz
dazuzuholen, die einem hin und wieder sagt: Du kriegst das
hin, guck mal, du bist schon weiter als vorhin. Aber rechtzeitig nein sagen wäre tatsächlich noch besser.

Aber das ist das eigentlich Merkwürdige an diesem ganzen
verschlungenen Weg, oder meinetwegen an diesem Prozess,
oder an diesem Scheiß: Das größte Hindernis, einfach mal
nein zu sagen oder für mich selbst zu sorgen, ist bei mir womöglich die Scham gewesen.
  Nicht die Traurigkeit,
  die Antriebslosigkeit,
  die Niedergeschlagenheit,
  dieses schreckliche Gefühl in den Gesichtsmuskeln, dop-
pelte oder dreifache Schwerkraft, die daran zieht, wie auf
einem sehr viel größeren Planeten, auf dem die Mundwinkel

und die Augenlider immer nach unten zeigen, weil alles so viel mehr Gewicht hat – wie passend, dass Saturn der dunkle Gott und der große, schwere Planet der Depression ist.

Das größte Hindernis ist auch nicht die Wut über die eigene Hilflosigkeit,

das Liegen im Bett, bis der Rücken weh tut,

der Kloß im Hals auf der Firmentoilette,

die Fühllosigkeit beim Anblick der Familie,

die Unerträglichkeit, mit anderen die legendäre gute Zeit zu haben,

der Mitschmerz derer, die man liebt,

das Fehlen von Ausgelassenheit,

die Angst vorm nächsten Tag, vorm Montag, vorm Ferienende, vorm Ferienanfang, vorm Nichtschlafenkönnen, vorm Aufwachen, vor jedem Gesicht auf der Straße und jedem Gesicht zu Hause,

dieser Widerwille gegen die eigenen Gedanken, gegen den eigenen Atem, die eigenen Schritte, das eigene Gesicht im Spiegel, gegen die schleppende Stimme, gegen die Haare, weil man selbst denen ansieht, dass sie sich an ihrem Ort nicht mehr wohlfühlen,

oder.

Das alles ist da, und vielleicht ist nun mal das Leben so, vielleicht ist aber auch die depressive Episode so. Und dagegen könnte man ja was tun. Dagegen hätte ich ja was tun können. Wenn ich mich nur nicht so sehr dafür geschämt hätte, so zu empfinden, und dafür, nichts dagegen tun zu können.

Was sollen denn die Leute sagen?

Na ja, die Leute sagen: Du Armer, das geht ja vielen so.

Das glaube ich nicht.

Und wenn die Leute sagen: Oh Gott, du Schwächling. Hätte ich dann noch Interesse daran, was sie sagen? Würde mich ihre Meinung dann noch interessieren?
Hm. Nein.
Also ist es doch egal, was die Leute sagen.

Ich weiß nicht, ob mir das so jemals bewusst durch den Kopf gegangen ist. Vielleicht Ansätze davon. Aber die letzte Antwort in diesem Selbstgespräch wäre, wenn ich es ehrlich geführt hätte, immer gewesen: Aber ich schäme mich doch so.

Seit ich dieses Schwächegefühl zwar noch wahrnehme, aber nicht mehr so darunter leide, lese ich es als ziemlich klares Signal und als ziemlich nachdrückliche Entscheidungshilfe: Du brauchst dir gar nicht den Kopf darüber zu zerbrechen, sag das lieber gleich ab, du weißt doch, du hast nicht die Kraft, diesen Auftrag auch noch umzusetzen oder diese Verabredung auch noch wahrzunehmen oder bei dieser Familienfeier noch eine Übernachtung anzuschließen.
Und das Schöne daran, wenn es mir gelingt, nein zu sagen, ist, dass es sich zweimal gut anfühlt. Einmal in dem Moment, wenn ich es tue: Nein, tut mir leid, ich hab dafür keine Kapazitäten mehr im Mai. Nein, wir werden nicht bei euch übernachten, ich möchte lieber wieder nach Hause fahren. Es ist ein wunderbares Gefühl von Freiheit. Und das zweite lerne ich gerade erst nach und nach, es ist wirklich so was wie Dankbarkeit. Wenn ich im Kalender sehe: Ah, nächste Woche wäre der Abgabetermin gewesen für diese Sache, die du abgesagt hast; Sonnabend wäre die Party von Bekannten von Freunden gewesen, auf die du gar keine Lust

hast. Ich schau dann sozusagen einen Moment zurück in der Zeit und sage meinem Vergangenheits-Ich: Danke, das hast du gut gemacht. Und ich freue mich über ein unsichtbares Geschenk aus der Zeitmaschine.

7. Helfen

Es wäre ja schön, wenn man helfen könnte. Es wäre ja schön, wenn ich meiner Mutter helfen könnte. Allerdings, und das muss ich auch einsehen, wenn ich sie mir anschaue, so wie am Anfang dieses Buches: Ich habe ja selber immer gedacht, gesagt und vor allem gezeigt, dass mir niemand helfen kann. Also kenne ich sowohl den Wunsch zu helfen als auch den Wunsch, sich nicht helfen zu lassen. Falls man beim Zweiten noch von einem Wunsch sprechen kann. Aber ich denke, auch Apathie und Destruktivität und Hoffnungslosigkeit drücken auf ihre Weise eine Art Wunsch aus. Man weiß eben womöglich nur nicht, welchen. Ist es der Wunsch, in Ruhe gelassen zu werden? Oder ist es am Ende nicht vielleicht doch der ultimative Hilfeschrei?

Vielleicht kann man sich der Antwort auf diese Ratlosigkeit nur annähern. Ich kann erzählen, was andere mir als niedergeschlagenem oder depressivem Menschen immer wieder empfohlen haben, wenn ich niedergeschlagen oder depressiv war. Niedergeschlagen oder depressiv: Das ist von außen und innen gar nicht so leicht zu unterscheiden, man kann ein ganzes Buch darüber schreiben, wenn auch ein kurzes.

Eigentlich ist der Unterschied von außen auch unerheblich. Niedergeschlagene Menschen wissen, was sie tun könnten, damit es ihnen besser geht: mal an die frische Luft gehen, was unternehmen, sich bewegen. Ganz ehrlich, es ist ultrabanal, alle wissen das. Ein niedergeschlagener Mensch möchte es aber vielleicht gar nicht. Ein depressiver Mensch kann es womöglich gar nicht. So oder so sind diese verständnisvoll vorgetragenen Ratschläge also inhaltlich sinnlos.

Und auf der emotionalen Ebene sind sie destruktiv, denn eigentlich sind sie nur eine Spielart von «sich zusammenreißen», aber diese Anweisung wird netter verpackt: «Guck mal, es ist so schön draußen, wenn du [dich zusammenreißt und] ein bisschen rausgehst, geht es dir bestimmt besser.»

Ich weiß, dass das oft oder, sagen wir, manchmal nicht so gemeint ist. Aber so ist es zumindest bei mir immer angekommen. Und ihr wolltet doch helfen.

Tatsächlich ist vor allem das mit dem schönen Wetter und dem Rausgehen ein Dauerbrenner. Ich hatte darum vor allem im Frühling meine tiefsten depressiven Täler, würde ich sagen. Zwar gilt im Allgemeinen der November als der schlimmste Monat für Depressive, Herbst und Winter als die schwierigste Saison: «Die dunkle Jahreszeit», heißt es dann; und auch Menschen, die nicht unter Depressionen leiden, meinen, plötzlich verstehen zu können, wie es den Depressiven immer geht. So als wenn Regentropfen die Scheibe runterlaufen, und alles ist grau und kalt, man will gar nicht vor die Tür gehen. Komm, wir machen es uns richtig schön gemütlich. Trink doch einen «Be-happy!»-Tee. Ja, ja. Nee. Eben nicht.

Tatsächlich aber war das Frühjahr die schlimmste Zeit für mich, als ich den depressiven Zuständen noch hilflos ausgeliefert war. Im Herbst konnte ich mich wenigstens verstecken, denn dafür gibt es zu jener Zeit eine gesellschaftliche Konvention, nämlich ebendie des Drinnenbleibens und es Sich-gemütlich-Machens. Aber, wie es T. S. Eliot in seinem Versepos «Das wüste Land» schrieb: «April ist der grau-

samste Monat, treibt / Flieder aus dem toten Land, mischt /
Erinnerung mit Lust, rührt / Spröde Wurzeln mit Frühlings-
regen. / Der Winter hat uns warm gehalten, hüllte / Erde in
vergesslichen Schnee»[*]

Ja, April ist der grausamste Monat, und dann Mai, und
Juni, denn der Winter hat uns warm gehalten, und nun ist
es nicht nur diese beschriebene Mischung aus Erinnerung
und Lust, sondern die Aufforderungen des Lebens, der
Freundinnen, der Familie, der Natur, doch rauszugehen,
mitzukommen in die Welt. Im Herbst / Winter konnte ich
mich als Depressiver verstecken, und wenn ich sagte: «Es tut
mir leid, ich konnte einfach nicht, ich wollte kommen, aber
ich hab's nicht aus dem Haus geschafft», dann sagten die anderen: «Ja, verstehe ich, bei dem Wetter bleibe ich auch lieber drin.» Der von anderen vermutete depressive Lifestyle,
nämlich mit Wohlfühltee vor sich hin zu seufzen, wird dann
für einige Wochen Mainstream, und man kann in diesem
Mainstream wunderbar unauffällig untertauchen.

Wie aber soll ich jetzt beschreiben, wenn ich, nur ein Beispiel, bei allerbestem Wetter mit jemandem für ein kurzes,
informelles Gespräch in einem Biergarten verabredet bin,
und im zweiten oder dritten Anlauf schaffe ich es immerhin
bis ins Auto (das Fahrrad ist kein so gutes Versteck, im Bus
sind zu viele Menschen), aber dann sitze ich auf dem Park-
platz einfach nur da, den Biergarten im Blick, die Linden
wiegen ihre Köpfe darüber, das Nachmittagslicht spielt auf
den Gläsern und Glatzen, die Menschen lächeln einander

. . . .

[*] Nach der Übersetzung von Ernst Robert Curtius, Wiesbaden
1957.

zu mit ihren Sonnenbrillen, und es ist die perfekte Welt, ich habe sogar großen Hunger und eine Art Bierdurst, aber: Es geht nun einmal nicht. Und ich kann es nicht erklären. Und nicht zuletzt: Ich möchte es auch nicht erklären.

Das ist im Frühling aber denen, die keine Depressionen kennen, oft egal, oder sie verstehen es einfach nicht. Sobald gutes Wetter ausbricht, sagen sie: «Geh doch mal raus, das würde dir guttun. – Überwinde dich einfach, guck mal, du hast so viel geschafft, im Vergleich dazu ist das doch ein Klacks. – Alle freuen sich, wenn du doch noch kommst! – Ganz ehrlich, du brauchst doch die Sonne, ich hab gelesen, Vitamin-D-Mangel ist eine der Hauptursachen von Depressionen, ich will dir ja nicht zu nahe treten, aber vielleicht hockst du einfach auch zu viel drinnen.»

Die Liste lässt sich fortsetzen. Aber mal abgesehen davon, dass Depressive selbst am meisten über Depressionen wissen und viele sowieso schon Vitamin D in hohen Dosen schlucken: Können Nichtdepressive sich vorstellen, wie schlimm es erst ist, wenn man sich wirklich durchgerungen hat? Also, sich zusammengerissen hat?

Es ist EINE Sache, zu Hause im Bett zu liegen oder auf dem Sofa, oder im Büro einfach nur auf die Tischplatte zu starren oder ins Twitter. Das ist nicht gut, es fühlt sich falsch an, aber dadurch eben auch wieder stimmig, ich stelle dadurch als Depressiver wenigstens so eine Art Kongruenz der Innen- und Außenwelt her, für Momente. Wenn ich aber dem unerbittlichen Ruf nach draußen folge, dann trage ich meine düstere Innenwelt ins Helle, in die Vorsommerapokalypse, und nie merke ich deutlicher als im gleißenden Sonnenlicht oder der lieblichen Abenddämmerung, wie starr und eingefroren mir die eigenen Gesichtszüge sind, wie unleicht und unbeweglich und insgesamt einfach nicht vorzeigbar die Seele.

Klar, Licht hilft gegen Depressionen, und Dunkelheit verstärkt sie. Aber das sind physikalisch-chemische Tatsachen, die sich nicht beliebig skalieren lassen: Man kann eben gerade nicht hochrechnen, je mehr Licht, desto weniger Depression, je mehr draußen, desto happy.

Also lasst mich gerade bei gutem Wetter und langen Tagen ein bisschen in Ruhe. Macht Angebote, aber keine Vorschläge. Ladet mich ein, aber seid nicht beleidigt, wenn ich mal nicht oder nicht mal antworte. Macht Pläne mit mir, aber keine, die ohne mich zusammenbrechen.

Ein paar meiner Freundschaften sind geendet, weil Menschen mir helfen wollten. Aber wollten sie mir wirklich helfen? Oder wollten sie sich selbst bestätigen? Und wenn ja, wäre das so schlimm? Es ist schwer zu beschreiben, warum einen das offensiv gut Gemeinte so angreifen kann. Als ich die Scham irgendwann abgelegt hatte, fing ich an, mich sehr guten und langjährigen Freundinnen gegenüber zu erklären: Es tut mir leid, dass ich mich so lange nicht gemeldet habe, ich denke, ich hatte seit einiger Zeit mit depressiven Zuständen zu kämpfen, mir fehlt einfach manchmal die Energie.

Eine Freundin schrieb daraufhin, ich müsste unbedingt auf Gluten verzichten. Das hätte bei ihr und Leuten, die sie kennt, Wunder gewirkt: Innerhalb kürzester Zeit seien die Depressionen verschwunden. Kein Gluten. Es würde mein Leben verändern. Gluten weg, Deprionen weg. Ich habe darauf erst nicht geantwortet, dann habe ich die Verbindung abreißen lassen. Sie hatte mir ja eigentlich nichts getan. Aber ich konnte es und wollte es nicht mehr hören, vielleicht war der Tipp von ihr dieser eine gute Ratschlag zu viel: eine scheinbar ganz einfache Lösung für ein kompliziertes, unübersichtliches Problem. Wie eine Verschwörungstheorie fürs Glück: Gluten war es, Gluten regiert die Welt und will, dass wir traurig sind. Seit so vielen Jahren versuche ich, dieses Problem Traurigkeit, Schwäche, Depression abwechselnd zu lösen und zu verdrängen, ich leide unter meiner Niedergeschlagenheit und der Frage, was es damit auf sich hat, ob ich sie aushalten oder ändern kann, und alles, was ich hätte tun müssen, oder alles, was ich tun müsste, wäre, Gluten «wegzulassen»? Vielleicht fühle ich mich ausgeschlossen aus ihrem Kinderglauben, vielleicht beneide ich sie darum. An eine einfache, einzige Lösung glauben zu können. Vielleicht habe ich aber auch das Gefühl, dass sie sich weder für ihr eigenes noch für mein Problem wirklich interessiert und dass das mit dem Gluten so ein heiliges, überdimensionales Trostpflaster ist, das sie erst auf ihr Leben geklebt hat und das sie nun auch auf meins kleben will. Und ich fürchte, das wäre keine Grundlage, um einander weiter nahe zu sein.

Jeder gute Ratschlag bringt auch eine Kritik mit. Das ist sicher nicht so gemeint von denen, die die Ratschläge geben. Wobei, was ist schon sicher? Beim Gluten merkt man das vielleicht noch am wenigsten, aber auch da schwingt mit: Wie, das weißt du nicht? Aber dann dieses ewige: Geh doch mal raus. Sicher (?) ist das gut gemeint, aber es schwingt mit: Auf die Idee hättest du eigentlich auch allein kommen können. Wahrscheinlich bist du auf die Idee auch schon allein gekommen. Aber offenbar bist du zu bequem, die Idee in die Tat umzusetzen. Also muss da erst ich kommen, um dich noch mal ANZUREGEN.

Wie gesagt, siehe Kapitel 2: Vorschläge und Vorwürfe. Diese Art von Hilfsversuchen zahlt also wieder ein auf etwas, das ich als niedergeschlagener, handlungsunfähiger Mensch sowieso schon empfinde, und zwar eimerweise: Scham, wir sprachen darüber.

Die eigentliche Hilfe, um die ich aber nicht bitten kann, wäre also, mir die Scham zu nehmen. Es hat ungefähr zehn Jahre gedauert, bis ich entschlüsseln konnte, dass mein Freund Dirk damals mit seiner liebevollen Reaktion auf meine Geburtstagsfeierabsage genau das tat: Er nahm mir die Scham, ohne mein grundsätzliches Gefühl in Frage zu stellen und ohne mir vorzuschlagen, ich könnte dieses grundsätzliche Gefühl doch einfach auch durch eine andere Handlung überschreiben, zu der ich mich nur durchringen müsste.

Ich denke darüber nach, was das bedeuten würde, wenn ich meiner Mutter so begegnen würde. Wenn ich mir jedes Mal vornähme, sie nicht auch noch zu beschämen. Indem ich also nicht kommentiere, wie lange sie sich nicht gemeldet hat oder wie lange sie im Bett gelegen hat oder dass der Müll heruntergebracht werden müsste. Das sind Dinge, die mir rausrutschen, die ich aber vielleicht auch einfach loswerden muss.

Vielleicht rutscht auch meinen engsten und liebsten Freunden und Freundinnen raus, ich sollte doch mal in die Sonne gehen. Vielleicht müssen auch sie einfach loswerden, dass bei ihnen geholfen hat, Gluten zu vermeiden. Vielleicht sollte ich auch für sie mehr Verständnis haben. Vielleicht ist das Problem, dass ich dafür keine Kraft mehr habe, so, wie ich am Ende auch oft keine Kraft mehr dafür habe, meiner Mutter nicht doch wieder mit guten Ratschlägen und mehr oder weniger verbrämten Vorwürfen auf die Pelle zu rücken. Vielleicht haben auch die lieben Menschen mit ihren Vorschlägen einfach keine Kraft mehr.

Wenn ich von meiner Mutter weggehe, sage ich ihr immer, obwohl das bei uns in der Familie in der Frequenz nicht üblich war: Ich hab dich lieb. Auch wenn ich mich vorher über sie geärgert habe oder wenn wir gestritten haben oder gar keine Sprache füreinander fanden. Manchmal sage ich sogar: Ich liebe dich, obwohl wir das als Familie, glaube ich, zu melodramatisch finden. Ich hoffe dann, dass es gerade deshalb, weil es ungewohnt ist, noch besser durchdringt.

Ich habe mir das angewöhnt, weil ich hoffe, dass sie das irgendwie erreicht, und weil ich fürchte und denke, dass es am Ende vielleicht das Einzige ist, was ich tun kann, und das Einzige, was auch andere für mich tun können, wenn ich in ansatzweise vergleichbaren Zuständen bin: Liebe zeigen. Ich hab bei ihr vielleicht keine Ideen mehr, wie ich Liebe zeigen kann, darum spreche ich die Liebe aus. Wenn man geliebt wird, muss man sich für gar nichts mehr schämen, Liebe ist ein schamfreier Zustand. Zumindest hoffe ich das. Und zumindest empfinde ich das selbst so.

Und vielleicht, denke ich jetzt, wollte mir auch die alte Freundin, bei der ich 1987 in einem Vorort von Richmond, Virginia, als Austauschschüler war und zu der ich nie den Kontakt verloren habe und mit der ich mich jahrzehntelang weiter ausgetauscht habe, und immer war ein Gefühl von Nähe da – vielleicht wollte sie mir mit ihrem scheiß Gluten-Thema auch einfach nur Liebe zeigen. Vielleicht ist es viel mehr mein Problem als ihres, dass mir gerade das Gluten als Topbösewicht so zum Halse heraushängt.

Ich mag halt Backwaren. Ich denke nicht, dass sie es sind, die mich traurig machen.

Aber jetzt, wo ich dieses Kapitel geschrieben habe, denke ich zum ersten Mal seit zweieinhalb Jahren: Ich sollte mich wieder bei ihr melden.

8. Die Kinder

Ehrlich gesagt dachten wir eine Weile, unser Sohn wäre womöglich depressiv. Das ist ein Angstszenario moderner Eltern, man liest relativ viel und sehr Trauriges darüber, dass die Zahl depressiver Kinder steigt und dass Depressionen bei Kindern oft nicht erkannt werden. Mein Sohn ging in die dritte oder vierte Klasse, und nach der Schule war er oft antriebslos, er lag in seinem Zimmer auf dem Bett, wollte nichts machen und wirkte sehr, sehr niedergeschlagen. Er sagte, er sei einfach müde und traurig.

Ich hatte damals schon den einen oder anderen Text über Depressionen als Redakteur betreut, und meine Frau ist Medizinjournalistin. Wir sind sehr zugewandte Eltern, wir waren in großer Sorge. Wir machten einen Termin in einer neuen und sehr schön eingerichteten großen Praxis für Kinderpsychologie und Kinderpsychiatrie am anderen Ende der Stadt. Mein Sohn war etwas skeptisch, aber nicht unaufgeschlossen. Ich glaube, dass es uns gelang, ihn nicht zu alarmieren, sondern das eher positiv zu verpacken: Es könnte sein, dass du nach der Schule weniger oft traurig bist, wenn du mal mit Leuten redest, die sich damit auskennen. Es kann aber auch einfach sein, dass es von allein wieder weggeht.

Na gut. Wenn's sein muss.

Im Behandlungszentrum gab es ein sogenanntes Kennenlerngespräch, an dessen Ende ein Therapievorschlag gemacht werden sollte, und von da an würde das Kind von der dafür geeigneten Person betreut werden. Der Psychiater führte ein ganz nettes, offenes Gespräch mit unserem Sohn, der sich durch unsere Anwesenheit nicht allzu sehr beeindrucken ließ. Wir hatten auch ein bisschen über uns erzählen müssen, Beruf und so weiter, aber auch über die Sorge, die daher kommt, dass meine Mutter depressiv ist, und dass ich auch, wie ich damals noch sagte, «zu solchen Stimmungen neige», die Sorge also, «das» könnte «alles» irgendwie vererblich sein.

Nach dem Gespräch mit unserem Sohn sah der Psychiater auf sein Klemmbrett, nickte ein bisschen vor sich hin und sagte: «Also, ich fasse das noch mal für uns alle zusammen. Chuck* ist gut in der Schule, hat Freunde, und», an dieser Stelle räusperte er sich ein bisschen, «... beide Eltern sind Journalisten.»

Wir waren dann nach einer freundlichen Verabschiedung recht schnell wieder draußen. Unser Sohn sagte, er habe es uns doch gesagt. Man sei eben manchmal traurig. Und wir fühlten uns ertappt: dabei, wie wir überinformiert unsere Ängste auf unser Kind projiziert hatten. Was im Vergleich dazu, was wirklich depressive Kinder für Probleme haben, natürlich völlig übertrieben war und womöglich Leuten, die es dringender gebraucht hätten, einen früheren Termin weggenommen hatte.

Aber bereut habe ich es nicht, denn der ganze leicht absurde Vorgang hat mir damals, vor fünf, sechs Jahren, als ich noch so gar keine Sprache und kein Bewusstsein für meine Probleme hatte, die Möglichkeit gegeben, vor und mit mei-

....

* Name geändert.

nem Sohn darüber zu sprechen: dass auch ich das kenne, dass das wieder vorbeigeht, und wenn nicht, dass man dann etwas dagegen tun kann. Traurigkeit. Und ich denke, dass es gut war, ihm zu sagen: Wir nehmen das ernst, und wir tun was, und wenn wir beim Arzt sind, reden wir auch offen darüber. Und hinterher können wir über uns selber lachen, weil es, wenn man so will, falscher Alarm war.

Leider war das einer der ganz wenigen Momente, in denen mir so was gelungen ist. Das Ringen mit meiner eigenen Traurigkeit habe ich entweder vor meinen Kindern (ich habe noch eine jüngere Tochter, Shirley*) zu verbergen versucht, oder ich habe vergeblich versucht, es nicht an ihnen auszulassen. Dessen schäme ich mich bei der ganzen Sache am meisten: dass die Kinder unter meinen dunklen Stimmungen haben leiden müssen.

Denn dunkle Stimmungen heißt ja nicht, dass ich einfach brütend in der Ecke gesessen oder im Schlafzimmer gelegen habe, und man macht sich vielleicht ein bisschen Sorgen um den Vater, aber das ist es dann auch. Das wäre sicher auch schon schlimm, aber leider habe ich diese Stimmungen auch ausgelebt. Dass meine Frau das nicht richtig einordnen konnte, habe ich schon angedeutet: Eheberatung, Paartherapie. Dass meine Kinder es noch viel weniger einordnen konnten, liegt, fürchte ich, auf der Hand.

Übrigens ist dies für mich das Drängendste daran, die Frage, ob das nur das Leben oder schon eine Depression ist, für

....
* Dto.

sich zu beantworten: dass die anderen womöglich noch mehr als man selbst darunter leiden, wenn man es nicht tut. Erst recht, wenn sie Kinder sind.

Es fing an den dunklen Tagen natürlich schon morgens an: Wenn ich an den Frühstückstisch kam, spürte ich, wie alles mit jedem Schritt schwerer wurde und wie mich die Hoffnung verließ, ich könnte den Tag doch noch in den Griff kriegen. Oft fing ich dann an, die Kinder wegen Kleinigkeiten zu kritisieren oder anzuherrschen. Kinder, die ich liebe und die mit ihren kleinen Schnuten und ihren klebrigen Händen am Tisch sitzen, Müsli essen und selber einen nicht ganz einfachen Tag vor sich haben.

Ich glaube nicht, dass es im Rahmen dessen, was nicht juristisch zu ahnden ist, etwas Destruktiveres und Traurigeres gibt, als Kindern ein schlechtes Gefühl zu verursachen, bevor sie zur Schule gehen. Vielleicht mit der Ausnahme: bevor sie ins Bett gehen. Ein Anlass, bei dem ich auch oft genug gereizt war. Kein Wunder, möchte ich sagen, denn beides sind Ausnahmesituationen: Morgens steht mir selber der Tag bevor, dem ich mich nicht gewachsen fühle, und abends möchte ich endlich meine Ruhe haben, weil ich mich vom Tag erholen möchte, dem ich nicht gewachsen war. Morgens ist das Verhalten der Kinder der Blitzableiter, in den ich meine Angst und Überforderung einschlagen lasse. Abends ist ihr Verhalten das Hindernis, das zwischen mir und endlich der Erholung liegt, darum versuche ich am Ende, dieses Hindernis mit Rumschreien aus dem Weg zu räumen.

Manchmal ist Scham ja auch gut. Ich glaube, dass es gut ist, dass ich mich noch heute dafür schäme, was ich meinen Kindern manchmal zugemutet habe. Bei meinem ersten Therapieversuch, der Verhaltenstherapie, ist das der Moment, an dem ich weine. Als ich auf die Frage antworte, warum ich hier bin und was ich mir davon verspreche, und ich sage etwas Pathetisches, so in die Richtung: dass ich mir für meine Kinder ein besseres, also ein glücklicheres Leben erhoffe. Im Nachhinein oder schon währenddessen weiß man oft nicht, finde ich, weshalb man weint, und selten (also insgesamt sehr selten, denn ich weine nicht oft) bin ich mir über meine Motive wirklich im Klaren. Ist es wirklich nur die Trauer über das, was einem gerade widerfährt oder was man gerade ausspricht, oder auch schon die Rührung darüber, dass man so bewegt ist? In jenem Moment beim Verhaltenstherapeuten war ich überrascht über meine Tränen, aber dann schienen sie mir logisch: Ja, doch, das war wirklich der Kern dessen, weshalb ich hier war, und an der ganzen Traurigkeit und Womöglich-Depression das, was ich am ehesten beschreiben konnte als etwas, das unbedingt geändert werden musste.

Später, als ich anfing, Tabletten zu nehmen, sprach ich darüber offen, aber kurz mit den Kindern. Mein Sohn war schon fast vierzehn, meine Tochter fast elf, ich glaube, es war nicht ganz oben auf der Liste von Dingen, über die sie sich gern ausführlich unterhalten wollten: der Seelenzustand ihres Vaters. Aber ich sagte ihnen so in etwa: Ihr wisst ja, dass ich manchmal so traurig und dann auch gereizt oder wütend bin, und dagegen kann man sich behandeln lassen, und deshalb nehme ich jetzt Tabletten. Na ja, ich denke, ich habe es nicht ganz so kindlich formuliert, aber der spezielle Ton, in dem man mit Teenagern und Fast-Teenagern spricht, ist schriftlich schwer zu reproduzieren. Wenn man um ihre Aufmerksamkeit kämpft, ihnen aber auch nicht zu nahe treten, aber dennoch ganz nahe sein will. Und sie sollen nicht merken, dass man kämpft.

Seitdem erzähle ich ihnen auch, wenn es etwas Neues gibt. Dass ich endlich eine Therapeutin gefunden habe. Dass ich mittwochs nicht da bin, wenn sie um zwei aus der Schule kommen, weil ich dann «bei der Therapie» bin. Ich möchte, dass es normal zu ihrem Alltag gehört, so wie es zu meinem Alltag als Kind nie gehörte.* Also nicht die Depression, denn die muss nicht normal sein. Aber dass man darüber spricht und dass man sich helfen lassen kann.

Die Kinder können natürlich nicht der einzige Grund sein, um sich irgendwann dann doch wirklich helfen zu lassen. Schon bei der Formulierung habe ich so ein Bild vor Augen, wie ich mich hinstelle, eine Hand in die Hüfte stemme und sage: Ihr wisst, ich mach das alles nur für euch. Und mit der anderen Hand wedele ich mit dem Konsiliarschein

. . . .

* Ich glaube, dass ich die Depression meiner Mutter diagnostiziert habe, als ich elf oder zwölf war; weil ich in der Stadtbücherei immer die neuen Bücher anschaute, und dort gab es eins über «Depressionen bei Kindern», der Titel versetzte mich 1980 oder 1981 in eine Art Angstlust wie zuvor nur «Wir Kinder vom Bahnhof Zoo» von Christiane F., also suchte ich mir einen stillen Winkel und las ein wenig quer; und es dauerte, in meiner Erinnerung, nicht lange, bis ich mir ziemlich sicher war: Ah, so nennt man das also, WAS MAMA HAT.

des Hausarztes für die psychotherapeutische Praxis. Nein, nichts gegen die Kinder, aber am Ende tue ich das, was ich tue, für mich. Es fällt mir schwer, das hinzuschreiben. Und ich bin gar nicht sicher, ob ich es stehenlassen kann.

9. Sich helfen lassen

Es heißt immer wieder: Der Impuls muss von einem selber kommen. Man kann eine andere Person nicht vom Alkohol, nicht von der Depression oder aus einer destruktiven Beziehung befreien, sie muss es selbst wollen. Für sich. Ich habe diesen Satz immer gehasst wegen seiner Allgemeingültigkeit. Und weil das Wort Impuls nach Referat und BWL-Sprech klingt. Vor allem aber eben: Man möchte doch was Besonderes sein.

Das merke und verstehe ich erst im Nachhinein. Wie sehr mir hin und wieder das Gefühl im Weg stand, bei mir sei es anders als bei anderen, darum würden die gängigen Sätze womöglich nicht gelten und die erprobten Therapien vielleicht nicht helfen. Ich dachte: Meine Unglücklichkeit* liegt so kompliziert zwischen Depression und Normalität, das gibt es nur bei mir. Ich dachte: Diese therapeutische Beschäftigung mit meinem Leben brauche ich nicht, ich hab das doch alles selbst schon gut durchdacht und durchschaut. Die Art und Weise, wie ich mich selbst mit mir und meinen depressiven Phasen arrangierte und darin einrichtete, war bei allem Selbsthass von sehr viel Selbstverliebtheit geprägt. Streckenweise trug ich mein Elend wie eine Trophäe durch den Alltag, sichtbar nur für mich: Ja, so schlecht geht es mir, aber ich gebe nicht auf, ihr habt ja alle keine Ahnung. Wenn

....

* Kein Wort.

ihr wüsstet! Und manchmal war dieses Gefühl fast köstlich, so, wie wenn ich als Achtjähriger nach einem Streit im Hof meine Spielzeugautos einsammelte und die anderen mit ihren alleine ließ, und dann oben auf dem Bett liegend ein Käsebrot kaute, wobei ich die Tränen sowohl unterdrückte als auch herausquetschte.

Wie sollte da also «der Impuls» «aus» mir «selber» kommen? Woher sollte ich die Entschlossenheit nehmen, mich aus einer Situation zu befreien, in der ich mich ganz gut eingerichtet hatte?

Zumal mir sowieso schon alles zu viel war und ich mich an eine Sache gewöhnt, vielleicht auch mit ihr arrangiert hatte: dass es mir eben einfach nicht besonders gut geht oder, besser gesagt, ziemlich schlecht. Und der Gedanke, ich könnte es womöglich VERDIENT haben, dass es mir besser geht, schien mir sehr seltsam. Es lagen die beschriebenen Schichten von Scham darüber.

Wie seltsam das ist. Diese Kombination aus Selbsterhöhung und Selbsterniedrigung. Auf der einen Seite: Ich bin zu besonders, um mir helfen zu lassen. Auf der anderen: Ich habe es nicht verdient, mir helfen zu lassen.

Wie gesagt, mein erster richtiger Therapeut hat mich damals empfangen und im Grunde genommen auch entlassen mit der Mitteilung: Ob ich wirklich richtig depressiv sei, könnte er mir nicht sagen, «vielleicht ist es auch einfach nur das Leben». Und ich würde auch sagen, dass das, was er mir an die Hand gegeben hat, mir einige Jahre vor allem auch geholfen hat, nicht so gereizt zu sein: mir meine Kraft besser einzuteilen, darauf zu achten, was mir Energie nimmt und Energie gibt (zusammengefasst, auch wenn es dann viel banaler klingt, als es ist: sehr viel mehr schlafen; mehr nein sagen; wenn möglich, selbstbestimmter arbeiten*).

Damals war es also eine emotionale, aber auch eine Vernunftentscheidung: es für die Kinder und mein Verhältnis zu ihnen zu tun, damit wir alle ein besseres Leben haben. Ich hätte es aber durchaus auch noch länger ausgehalten, wenn man das so nennen will; ich bin damals, in dieser ersten zweijährigen Runde, nicht aus unbezwingbarem Leidensdruck zum Therapeuten gegangen.

Und im Grunde sperre ich mich auch gegen diese Erzählung, die immer so ähnlich ist: Man muss erst ganz am Boden sein, bevor man sich selbst wieder aufrichten kann. Das wird so oft gesagt, als Kind habe ich es schon in «Wir Kinder vom Bahnhof Zoo» gelesen, als Außen- und Selbstwahrnehmung der Heroinabhängigen, die entweder sterben oder sich wirklich erst in allerletzter Sekunde, im allertiefsten Elend helfen lassen. Ich habe es über Alkoholiker gehört, und manchmal habe ich es auch über meine Mutter gedacht: Na ja, wenn sie sich nicht helfen lassen will, dann muss es ihr wohl noch schlechter gehen. Und dann macht mir dieser Gedanke Angst, weil er so abgedroschen und kaltherzig ist. Aber ist er das wirklich, kaltherzig?

Eines Tages, das habe ich im ersten Kapitel kurz erwähnt,

....

* Vermutlich würde das vielen Menschen guttun, aber es gibt viele Jobs, in denen das nicht so einfach ist wie in meinem. Ich hatte die Alternative, statt mit vielen anderen in Redaktionen allein zu Hause oder in einer Bürogemeinschaft zu arbeiten. Aber um die Selbstbestimmtheit ringe ich, obwohl das zehn Jahre her ist, immer noch jeden Tag. Es ist eine Aneinanderreihung winziger Schritte nach einem großen.

bin ich selbst an diesen Punkt gekommen. Der Zusammenbruch beim Familienausflug, als die Bedürfnisse und Ängste und Probleme aller so auf mich eindrückten oder ich das wegen meiner eigenen Bedürfnisse, Ängste und Probleme so empfand: als nicht mehr auszuhalten, als unerträglich.

Ich kann mich gar nicht mehr daran erinnern, ob und wie wir dann doch noch ein Restaurant gefunden haben. Ich glaube nicht, dass ich weggegangen und die anderen sich selbst überlassen habe. Aber ich erinnere mich an einen Moment der Klarheit, nachdem ich meine Mutter angeschrien und dann etwas wie «Ich halte das nicht mehr aus!» gebrüllt habe, auf offener Straße, in einer Nachbarschaft, wo ich fünf von zehn Leuten zumindest vom Sehen, eher vom Namen kenne. Und obwohl ich mit meinen Kräften am Ende, beschämt und zutiefst traurig war, erinnere ich mich auch an diesen Moment der Erleichterung: Es hilft, wenn man weiß, dass es so nun wirklich nicht weitergehen kann.

Und in diesem Moment und in den Tagen danach habe ich zum ersten Mal in dieser Angelegenheit (ansonsten sicher sehr oft) wirklich nur an mich gedacht: So, habe ich gedacht, möchte ich mich nicht mehr fühlen. Egal, was das ist. Depression oder einfach nur das Leben: Auf diese Weise kann es vielleicht weitergehen, aber dann für mich eines Tages wirklich nur noch vom Bett oder Sofa aus.

Das heißt, in diesem Moment gelang es mir, diese unsichtbare, aber einschüchternde Grenze zu überwinden: die zwischen «Ich komm schon klar», «Mir kann eh keiner helfen», «Ich verdiene es nicht besser» auf der einen Seite und «Es muss sich was ändern», «Ich brauch jetzt wirklich Hilfe» auf der anderen Seite.

Ich weiß nicht, wie das anderen geht. Aber für mich war es schön, dass und wie meine Frau mich dabei unterstützt hat. Jemandem dabei zu helfen, wie er sich endlich helfen lässt, ohne selbst die Person sein zu können, die der anderen hilft – das stelle ich mir nicht einfach vor. Für mich war es rührend und ideal, dass meine Frau nur gesagt hat: «Das finde ich toll, dass du das machst», und mich umarmt hat. Ein «Das wird aber auch Zeit» oder ein «Mach doch jetzt mal dies oder das» oder ein «Hoffentlich bringt das jetzt endlich was» – nichts davon hätte ich ihr jemals zugetraut, aber alles davon hätte mich aus dem Konzept gebracht.

Aber aus welchem Konzept denn nun? Der Grenzübertritt aus dem Reich der Hilflosigkeit in die etwas mildere Region der aus Hoffnungslosigkeit am Ende doch geborenen Zuversicht ist außerordentlich komplex (sonst wäre dieser Satz auch einfacher). Es kann an jeder Ecke, bei jedem Atemzug etwas dazwischenkommen. Das fängt damit an, dass die Suche nach einem Therapeuten oder einer Therapeutin nicht einfach ist (in manchen, vor allem ländlichen Regionen scheint sie von Anfang an wie eine weitere Hoffnungslosigkeit). Und es endet nicht zuletzt ganz oft damit, dass es einem (mir) wieder etwas besser geht nach ein paar Tagen oder Wochen, gerade gut genug, um zu sich zu sagen: Ach komm, das lässt sich schon durchstehen, und auf einen Therapieplatz müsstest du eh drei Monate oder drei Jahre warten.

Vor allem aus diesem Grund wollte ich von Anfang an eine andere Lösung, die ich für schneller hielt. Die Tabletten. Der Satz meines Verhaltenstherapeuten vor sieben Jahren war mir noch im Ohr: Vielleicht würden wir uns ja zwischendurch mal sehen, ich solle mich ruhig melden, wenn es mir auf Dauer wieder schlechter ginge, und man könnte es eben auch noch mit Medikamenten versuchen.

Ich glaube, es war meine erste Amtshandlung im Jahr 2018, am ersten Werktag nach Neujahr: den Therapeuten anrufen. Und ihm auf die Mailbox sprechen. Ich wäre nun so weit. Die Medikamente, bitte. Also, ich würde das gern mal ausprobieren. Die Praxis war gerade geschlossen, der Therapeut hatte noch eine andere Nummer, auch da rief ich an, aber dann verpassten wir einander ein- oder zweimal am Telefon. Noch ein paar Jahre oder sogar Monate zuvor wäre das für mich Grund genug gewesen, mir und zum Beispiel meiner Frau zu sagen: Ich hab's versucht, irgendwie klappt das gerade nicht. Und dann alles auf ewige Wiedervorlage: Niedergeschlagenheit, Arbeit und Leiden, Scham, sich nicht helfen lassen.

In großen Städten gibt es unter Umständen sogenannte Depressionsambulanzen. Also gar nicht unbedingt Notdienste oder Notrufnummern für Suizidgefährdete, sondern Abteilungen großer Kliniken, wo man etwas schneller Termine, Verschreibungen und weitere Hinweise bekommt, möglicherweise auch Gruppentherapie oder so. Meine Frau hatte vor einiger Zeit die Nummer der Depressionsambulanz vom Universitätsklinikum Eppendorf für meine Mutter herausgesucht. Stattdessen rief ich jetzt dort an. Ich glaube, ich hatte meinen Termin drei oder vier Wochen später, jedenfalls gerade noch im Januar. Auf dem Gang der Ambulanz musste ich den gängigen Fragebogen ausfüllen.

Es ging los mit Traurigkeit.
  0 *Ich bin nicht traurig.*
  1 *Ich bin oft traurig.*

2 *Ich bin ständig traurig.*
3 *Ich bin so traurig oder unglücklich, dass ich es nicht aus-halten kann.*

Ich musste mich für Option 1 entscheiden, und gleich kam ich mir wieder vor wie ein Hochstapler. Das *impostor syndrome* der Niedergeschlagenheit: wenn man Angst hat, womöglich nicht depressiv genug zu sein, um sich helfen lassen zu dürfen. Aber «ständig traurig»? Nein. Und ausgehalten hatte ich es ja nun offensichtlich fast dreißig Jahre gut genug, um ein Leben zu führen, dem man von außen wenig anmerkte. «Ich bin oft traurig», ja. Und war und ist das nicht schlimm genug?

Pessimismus, das war das Nächste. War ich eher bei «Ich glaube nicht, dass meine Lage sich verbessert» oder bei «Ich habe das Gefühl, dass es keine Hoffnung gibt für meine Zukunft»? Ich entschied mich für «Ich bin mutloser als früher, was meine Zukunft angeht». Es erschreckte mich, dass das die zweitbeste Option war. Und hätte es nicht eigentlich heißen müssen: «Ich erwarte nicht mehr viel» oder so ähnlich? Ich saß aus meiner Sicht am ehesten deshalb hier, weil ich die Dinge seit langem nur noch über mich ergehen ließ.

Dann: frühere Misserfolge. Da machte ich rechtzeitig vor «Ich fühle mich persönlich als totaler Versager» halt, denn es wäre mir illoyal der Familie gegenüber vorgekommen, und außerdem war da wieder diese Scham: Du hast doch so viele Möglichkeiten bekommen und zwei oder drei vielleicht sogar genutzt. Also kreuzte ich «Wenn ich zurückblicke, sehe ich eine Menge Misserfolge» an. Und schon in diesem Moment dachte ich: Und der größte war und ist vielleicht, dass du dich nicht schon vor zwanzig Jahren hierher getraut hast.

Mein Impuls war, mich erst mal runterzumachen. Also war ich offenbar doch am richtigen Ort.

Verlust von Freude. Na ja. Wenn ich ehrlich war, kannte ich mich mit Freude gar nicht gut aus. Die Kinder, die Frau oder wenn ein Kollege, den ich nicht mochte, ein schlechtes Buch schrieb. War das Freude? Das Sofa. Der Blick in den Fernseher, wenn eine meiner «Ich-kann-nicht-mehr»-Serien* in der für mich x-ten Wiederholung lief. Mir fiel zum ersten Mal auf, dass ich lange nicht mehr an Freude gedacht habe, jedenfalls nicht bewusst. Und ich schämte mich, weil mir ein kurzer Dialog aus meiner Studentenzeit wieder einfiel. Damals hatte meine Freundin Manuela mich gefragt, warum ich oft so gereizt und niedergeschlagen sei und warum ich so einen schönen Ausflug, wie wir ihn gerade machten, nicht einfach mal genießen konnte. Ich glaube, weil ich ein schlechtes Gewissen wegen meines Verhaltens hatte, aber auch weil ich es wirklich glaubte, antwortete ich ihr: «Es

. . . .

* Ende der Neunziger, Anfang der Zweitausender entdeckte
  ich, dass man Fernsehserien als Flucht- und Betäubungsmittel
  gebrauchen kann. Das Wort «bingen» für Dauergucken gab es
  noch nicht, aber die Praxis war mir schnell vertraut: mich aus dem
  Alltag und der Niedergeschlagenheit wegzuballern. Sehr gute
  Dienste leisteten mir dabei «E.R. – Die Notaufnahme», anfangs
  noch auf selbstmitgeschnittenen VHS, und «King of Queens», das
  damals zum Glück ständig im Fernsehen lief. Seit ein paar Jahren
  finde ich eher so was wie Trost in Serien, die ich schon häufiger
  gesehen habe, vor allem die US-Version von «The Office»,
  «Detektiv Rockford: Anruf genügt» und «Crazy Ex-Girlfriend».
  Diese drei Serien zum Beispiel haben gemeinsam, dass Menschen
  versuchen, sich aus engen gesellschaftlichen und alltäglichen
  Situationen zu befreien, und dabei liebevolle Zweckgemeinschaf
  ten mit anderen eingehen, das beruhigt mich sehr.

tut mir leid, ich bin halt einfach kein besonders glücklicher Mensch.»

So was durfte man mit 23 vielleicht sagen oder denken und es als gegeben oder vielleicht sogar eine Art Lifestyle akzeptieren. Aber mit Ende vierzig?

Ich war fast erleichtert, weil ich mit dem Bereich Schuldgefühle beim Bearbeiten des Fragebogens sehr gut klarkam. Hier ging ich gleich auf höchste Punktzahl, «Ich habe ständig Schuldgefühle», Ehrensache, da brauchte ich mich mit «Ich habe die meiste Zeit Schuldgefühle» und solchem Quatsch gar nicht lange aufzuhalten.

Unter «Abneigung gegen sich selbst» ging es viel um Enttäuschung, das war aber nicht das Problem. Ich setzte knallhart mein Kreuz bei «Ich mag mich nicht». Zum ersten Mal hatte ich das Gefühl, nicht so ganz ehrlich zu sein: Irgendwie mochte ich mich vielleicht doch, so, wie man einen kratzigen alten Pullover mochte, der einem einfach sehr vertraut war. Andererseits, jemand, der noch vor ein paar Wochen seine ganze Familie, darunter eine alte Frau und Kinder, drei Generationen auf einmal, mit «Ich halte das alles nicht mehr aus!» angeschrien hatte, der durfte ruhig «Ich mag mich nicht» ankreuzen.

Selbstvorwürfe. Fast hätte ich auch hier Höchstpunktzahl angekreuzt, aber das ging dann doch nicht: «Ich gebe mir immer die Schuld für alles Schlimme, was passiert.» «Ich mache mir Vorwürfe für all meine Fehler» hingegen war ein Selbstgänger, das Kreuz geriet mir im Überschwang fast ein bisschen groß. Und wieder dachte ich: Meine Güte. Wer denn nicht?

Beim nächsten Themenfeld stockte ich: «Selbstmordgedanken oder -wünsche».

0 *Ich denke nie daran, mich umzubringen.*

1 *Ich habe Selbstmordgedanken, aber ich würde sie nicht ausführen.*

2 *Ich möchte mich umbringen.*

3 *Ich würde mich umbringen, wenn ich die Möglichkeit hätte.*

Vielleicht gehörte ich doch nicht hierhin. Vielleicht war das alles ein riesiger Irrtum, diese ganze Annahme, dass meine Traurigkeit, meine Überforderungsgefühle und meine Überlastung sich legen würden, wenn ich Medikamente nähme. Konnte es wahr sein, dass ich nicht mal eine ordentliche Depression hinkriegte? Denn gehörte zu der nicht, dass man sich umbringen wollte? Einen Sekundenbruchteil überlegte ich, bei diesem Thema zu schwindeln, aber plötzlich wurde ich abergläubisch: Ich meinte, wenn ich jetzt «Ich möchte mich umbringen» ankreuzte, obwohl das gar nicht stimmte, dann könnte das womöglich den Wunsch in mir wecken, den ich gar nicht hatte. Und keinen Wunsch hatte ich weniger. Die Vorstellung, sich umzubringen, schien mir grotesk, ein völlig unverständlicher Akt der Selbstüberschätzung: So wichtig, schien mir, war ich selbst nicht für mein eigenes Leben, als dass die Vorstellung, sich daraus zu entfernen, mich gereizt hätte.

Außerdem hatte ich so eine Ahnung, vielleicht doch eine Erinnerung: dass ich das alles eigentlich nicht nur aushalten konnte und wollte, sondern irgendwie mal ganz gern gehabt hatte, den ganzen Scheiß.

Ich denke nie daran, mich umzubringen. Klare Sache.

Dann: Weinen. Weinte ich mehr als früher? Wegen jeder Kleinigkeit? War mir nach Weinen zumute, aber ich konnte nicht? Ich wusste die Antwort nicht. Ich weinte nicht, ich war nicht traurig. Es nervte mich, ich regte mich auf. Meckern war mein Weinen.

Die zweite Seite war einfacher. Ja, ich war unruhig. Ich hatte mein Interesse an anderen Menschen oder Dingen zum größten Teil verloren. Ich hatte Mühe, Entscheidungen zu treffen. Ich fühlte mich nicht so wertvoll und nützlich wie früher.

Ich habe nicht genügend Energie, irgendetwas zu tun.

Ich schlafe viel mehr oder viel weniger als sonst.

Ich bin ständig reizbar.

Ich kann mich nicht gut konzentrieren.

Ich werde schneller müde als sonst.

Das alles reichte womöglich aus, um depressiv zu sein? Ich hatte ja keine Ahnung gehabt. Ich hatte gedacht, das sei eben so. Nennt es Älterwerden, nennt es Charakter. Oder eben: das Leben.

Verlust des Interesses an Sex.

Ich zögerte noch einmal. Diesmal hatte ich das Gefühl, dass der Mann von links und die Frau von rechts nun aber wirklich ganz bestimmt auf mein Klemmbrett schauten. Und dass die beiden definitiv ein Ehepaar waren, getrennt durch meinen müden Körper.

«Ich habe das Interesse an Sex völlig verloren», kreuzte ich an und hatte sofort danach das Gefühl, mich nun doch wieder für Sex zu interessieren. Ich fing an, mein Kreuz durchzukreuzen, dadurch sah es aus, als wollte ich es betonen, worauf ich bei «starkes Interesse an Sex» ein noch größeres Kreuz machte, bis das hier alles richtig besessen von Sex aussah.

Es ist sehr erleichternd, plötzlich eine Diagnose zu bekommen. In der Fernsehserie «Crazy Ex-Girlfriend», die sich vielschichtig mit dem Thema psychische Probleme beschäftigt, gibt es einen ausgelassenen, feierlichen Rocksong, der davon handelt, dass die Hauptfigur endlich ihre Diagnose bekommen hat, dass sie immer so gerne eine haben wollte: um zu wissen, was nicht stimmt mit ihr, um endlich etwas sagen zu können, um endlich ETWAS ZU HABEN, um zu einer Gruppe von Menschen zu gehören, die das Gleiche haben.*

Genauso ging es mir auch. Innerlich wollte ich den Leuten, die immer noch auf dem Ambulanzgang saßen, High Five geben, als ich aus dem Arztzimmer kam: We are family, Depris unite! Ich war sehr froh über die Verschreibung: «Escitalopram, das ist so der erste Versuch, first line attempt, wenn's das nicht bringt, probieren wir was anderes.» Und, das hatte der Arzt mir auch gesagt: Ich solle parallel in jedem Fall eine Gesprächstherapie machen.

Die Diagnose lautete: depressive Episode. Ich mochte das. Es klang fast wie in einer Fernsehserie: Hast du die depressive Episode gesehen? Ja, die war hart. Aber auch cool. Prestige TV. Und die Diagnose bestand aus zwei Teilen, die sich, wie ich fand, gut ergänzten: «depressiv» klang *deep* und ernst, ich hatte also ein Recht, mich so zu fühlen, wie

....

* Der Song heißt «A Diagnosis» und wird gesungen von Rachel Bloom, leicht zu finden z. B. auf YouTube mit dem Suchbegriff «crazy ex-girlfriend diagnosis». Auch sehr empfehlenswert und mit einem Emmy als bester Song ausgezeichnet, aus der gleichen Fernsehserie: «Anti-Depressants Are So Not a Big Deal», gesungen von Michael Hyatt: Antidepressiva sind keine große Sache.

ich mich nun schon so lange fühlte. Und «Episode» klang, als würde das auch wieder aufhören – das ist schließlich das Hauptmerkmal von Episoden. Und in meinem Kopf sprach ich diesen Teil der Diagnose aus wie die französischen Austauschstudentinnen Sandrine und Christelle den Namen jenes Modegeschäfts im Einkaufszentrum in der Nähe unserer Uni in New Orleans, wo sie ihr Stipendium auf den Kopf hauten: Eppisodt. Wir saßen vor der Uni und sprachen über unsere Schwierigkeiten und das Vergnügen, sich in New Orleans zurechtzufinden. Damals hatte ich meine depressive Eppisodt noch Heimweh genannt.

Etwas später, in der nächsten Ambulanz, mit der gleichen Diagnose, habe ich dann allerdings erfahren, dass eine Eppisodt recht lange dauern kann. «Wir reden von Episode, wenn das ein paar Wochen sind», sagte da der nächste Arzt, Anfang 2020, «aber es können, wie bei Ihnen, auch zwanzig oder dreißig Jahre sein.» Eppisodt, mein Arsch.

Ich glaube jedenfalls, ich habe 2018 in der Krankenhausapotheke das Rezept richtig triumphierend auf den Tisch geschnalzt, so wie 1981 meinen neuen Ausleihausweis für die Erwachsenenabteilung der Stadtbücherei Zehlendorf, mit Ausnahmegenehmigung, eigentlich gab es den erst ab 14. Endlich gehörte ich auch dazu. Endlich stand mir eine neue Welt offen.

Die erste Tablette warf ich auf dem Krankenhausparkplatz ein, obwohl die Wasserflasche in der Autotür ziemlich leer war und ich ganz schön trocken schlucken musste. Meine Angst davor, das nicht allein in den Griff zu kriegen und mich selbst zu enttäuschen, meine Angst davor, mir Chemikalien einzuwerfen, meine Angst davor, so KRANK zu sein, dass ich TABLETTEN brauchte – all diese Gefühle waren wie ausgewechselt durch neue, entgegengesetzte, aber wohl ebenso irrationale: meine Zuversicht, dass nun alles gut werden würde; meine Erwartung, dass die Tabletten sicher irgendwas bringen würden, jedenfalls mehr, als wenn ich nichts tat; meine Erleichterung, nun wirklich und schwarz auf weiß an etwas zu leiden und nicht einfach nur am Leben.

Ich habe schon ganz am Anfang des Buches beschrieben, dass und was die Tabletten mir gebracht haben. Dieses Gefühl, die dunklen Dinge und die dunklen Tage eher auf sich zukommen zu sehen, sie aber betrachten zu können, sie wahrnehmen zu können, aber sie nicht für die ganze Welt, das ganze Leben und vor allem: nicht für meine Schuld zu halten. Ihnen, so hat mein Freund Markus mir das vor kurzem beschrieben, wie großen, grauen Seifenblasen, die auf einen zuschweben, auch ausweichen zu können. Sie sind immer noch da. Aber die Blasen hüllen einen nicht mehr ein. Es gibt, selbst wenn sie da sind, noch anderes, es gibt Handlungsspielräume und Entscheidungsfreiheit.

Und Freude.

Und mehr Gelassenheit.

Manchmal auch Gleichgültigkeit.

Aber auch Wut, die sich nicht gegen mich selbst richtet. Sondern gegen die Welt. Es ist, auch wenn es mir schwerfällt, das hinzuschreiben, ein bisschen wie auf der Postkarte oder dem Abreißkalenderspruch, der vor allem in den achtziger, neunziger Jahren sehr verbreitet war: dieses Ding mit dem Mut, die Dinge zu ändern, die man ändern kann (oder zumindest wieder wütend zu sein über diese Dinge und es auch zu sagen), und der Gelassenheit, die Dinge zu ertragen,

auszuhalten, vielleicht sogar (das stand nicht auf der Postkarte) zu verdrängen, die man nicht ändern kann. Und die
Weisheit, das war damals so die große philosophisch-spi-
rituelle Pointe, ihr werdet euch daran erinnern, gern oder
schmerzlich: die Weisheit, das eine vom anderen zu unterscheiden.*

Die Weisheit hab ich nie bekommen. Aber jetzt? In Pil-
lenform? Würde man das beim Computerspiel einen Cheat
nennen? Hab ich also geschummelt? Und selbst wenn, ist es
dann nicht besser, sich die Fähigkeit, das eine vom anderen
zu unterscheiden, zu erschummeln, als weiterhin an den
falschen Sachen zu verzweifeln oder Änderbares über sich
ergehen zu lassen?

All das wäre natürlich viel zu einfach, wenn ich hier nicht
auch wieder in die Falle getappt wäre. Kinder, geht's uns
gut. Also: mir. In mir breitete sich eine deutliche Selbst-
zufriedenheit aus, sobald die Tabletten wirkten. Und ehrlich gesagt fand ich nach dem jahrelangen, darf ich sagen:
jahrzehntelangen?, Struggle, dass ich mir ein bisschen Zufriedenheit nun auch mehr als verdient hatte, und sei sie ein-
geworfen, nicht erarbeitet.

So viele Sachen erlebte ich jetzt zum ersten Mal: ohne
Angst eine Deadline verschieben, mich über einen beruflichen Erfolg FREUEN und nicht nur damit kurzfristig ein
inneres Anerkennungskonto auffüllen, das dann im Nu wieder leer geräumt war. Wutanfälle der Kinder, ohne dass ich

....

* Es handelt sich um das «Gelassenheitsgebet» des US-Theologen
  Reinhold Niebuhr.

mit eingestiegen wäre. Neue Interessen, sogar Begeisterung für Dinge, die mir im Laufe der letzten Jahre eher zu anstrengend oder gleichgültig geworden waren: Filme, Musik, Farben.

Neben alldem aber hörte ich ein bisschen in auf- und abschwellender Endlosschleife den Refrain des Psychiaters an der Depressionsambulanz: «Sie sollten parallel in jedem Fall eine Gesprächstherapie machen.» Ich hatte gar nicht gefragt, warum. Erstens, weil es mir einfach schlüssig erschien, es passte und passt in mein Weltbild: dass es so einfach eben doch nicht sein kann, einfach Medis schlucken und zack!, schon besser. Nee, man musste schon auch etwas tun, also, Zeit, Anstrengung, Offenheit und Schmerz investieren.

Mir ist klar, dass das nicht objektiv und für alle stimmt; ich kenne genug Menschen, die sich alle paar Monate von einer Psychiaterin oder ihrer Hausärztin ihr Antidepressiva-Rezept neu ausstellen lassen und die glücklich oder glücklich genug sind ohne begleitende oder ersetzende Therapie. Ich möchte da keine Hierarchie erfinden oder eine, die es in den Köpfen schon gibt, verstärken: Tabletten bisschen lazy, Therapie gut, weil Arbeit. Ich sage nur, dass es MEINEM Weltbild entspricht.

Also wusste ich einfach: Eines Tages würde ich mich darum kümmern, also um die Therapie, begleitend, denn sonst wäre die Sache für mich nicht komplett, und die Erwartung des Therapeuten war ja, dass ich das komplett mache. Und ich erfülle immer noch gern Erwartungen. Man wird nicht von einem Quartal aufs nächste ein neuer Mensch.

Nur, man ist ja immer noch depressiv. Also, um das mal aufzudröseln, chronologisch: Die Empfehlung, ich bräuchte eine begleitende Therapie, bekam ich Ende Januar 2018. Im

April 2018, als ich bei meinem Hausarzt war, weil ich ein neues Rezept brauchte, gab er mir die Namen und Telefonnummern von drei Therapeutinnen, zwei Männern und einer Frau, und einen Überweisungsschein. Für mich hatte ich beschlossen, lieber zu einer Frau zu gehen, er aber empfahl mir dringend, erst die Männer zu versuchen, er kannte sie und fand sie für mich besonders passend, keine Ahnung, weshalb (er sah mich normalerweise nur alle zwei Jahre zur Vorsorgeuntersuchung).

Mein Verdacht war, dass er sie einfach besonders passend fand, weil sie Männer waren, und nun begann wieder ein bisschen meine Grübelspirale, allerdings ohne mich dabei traurig oder verzweifelt zu machen. Zeit und Energie und Nerven kostete mich diese Spirale aber dennoch. Wenn ich nun auf eigene Faust die Frau anrief und nicht die Männer, dann fragte vielleicht mein Hausarzt eines Abends beim Polo (?) oder Wasserball (?) oder im Aquarellkurs (?) seine beiden Kollegen, ob ich mich denn schon gemeldet hätte, und wenn nicht, dann wären die irgendwie … Nun gut, jetzt, wo ich es hier so hinschreibe, kommt es mir selbst lächerlich vor, das gebe ich zu. Aber über solche Gedanken verstrich das Quartal, und ich hätte eine neue Überweisung gebraucht (nein, hätte ich nicht, aber ich dachte es), doch um die wollte ich nun aber nicht noch einmal bitten, denn das hätte womöglich geheißen, die ganze Männer-Frauen-Diskussion zu führen, also tat ich gar nichts. Was ich damit andeuten will: Wahnsinnig viel mehr Energie und Tatkraft hatte ich nun auch nicht, aber ich schämte mich nicht mehr so dafür, ich ließ es geschehen und machte das Beste daraus. Und das Beste daraus machen heißt und hieß eben manchmal, oder sogar recht oft, gar nichts tun.

Ich hatte Erfahrungen mit zwei Männern (meinem Verhaltenstherapeuten und dem Arzt in der Depressionsambulanz, den ich zwar nur eine Stunde gesehen hatte, aber dennoch). Und mit zwei Frauen (der Ehetherapeutin; und weil ich 1999, als ich eine traumatische Trennung hinter mir und große Schuldgefühle hatte, in der Krisenintervention einer Psychologin an der Universität Hamburg war).

Bei den beiden Männern hatte mich eine Sache gestört, die vielleicht nur in meinem Kopf stattfand und die ich ihnen nicht vorwerfen würde. Nämlich so ein gewisses Element von wissend mit dem Kopf nicken und mir zu verstehen geben: Tja, so ist das bei uns Männern, von der Familie überfordert, und nie Gelegenheit gehabt, über unsere Gefühle zu reden, und immer Stress im Job. Ich denke, beide würden dem vehement widersprechen. Aber ich empfand es so, dass ich eine «Wir Männer»-Einverständnis-Empathie-Barriere hätte durchbrechen müssen, um nicht eingeordnet zu werden als: Ah, ein Mann mittleren Alters, mit den üblichen Problemen.*

Ich kann nur damit arbeiten, was ich im Kopf habe, egal, wie verquast es ist. Und wenn es mir die Entscheidung leichter machte, war es eh gut. Denn bei diesen beiden Therapeutinnen hatte ich eher eine etwas erstaunte, teilweise auch amüsierte Distanz zu mir und meinen Problemen wahrgenommen. Und auch wenn sicher beide hier ebenfalls widersprächen (sie würden sich aber nicht an mich erinnern): In meiner Wahrnehmung gefiel mir diese Distanz besser.

....

* Bei Lichte betrachtet dennoch eine absolut zutreffende Einschätzung. Aber wie gesagt: Selbsthass und Selbstverliebtheit.

Es kann aber auch sein, dass ich mir hier in die Tasche lüge. Es kann sein, dass ich gerade deshalb keinen Therapeuten möchte, weil ich fürchte, er würde mir zu nahe kommen und mich zu gut verstehen. Vielleicht wünsche ich mir, dass eine Therapeutin sich nicht so gut in mich hineinversetzen kann, dass deshalb eine Distanz zwischen uns bleibt. Vielleicht gefalle ich mir auch darin, sie beeindrucken zu wollen, vielleicht befürchte ich, ein Mann würde mich eher durchschauen. Vielleicht stecke ich, obwohl ich das Gegenteil behaupte, in ganz alten Frauen-Männer-Klischees fest. Früher hätte ich endlos darüber gegrübelt, jetzt sah ich das zum Glück am Ende einen Tick pragmatischer: Es gibt mehr Therapeutinnen als Therapeuten, das Verhältnis ist in Deutschland fast drei zu eins. Es war und ist also keine unvernünftige Vorliebe.

Die Adresse von einem neuropsychiatrischen Zentrum in meinem Stadtteil, von dem man Therapieangebote bekommt, besorgte ich mir, ein gutes Jahr nachdem ich die Sache mit den drei Empfehlungen und der Überweisung verbummelt hatte, also etwa im Frühsommer 2019. Im Sommer kümmerte ich mich dann da um einen Termin, bekam wieder die Einschätzung «depressive Episode» und von der dortigen Psychiaterin die Prognose, ich würde «auf unabsehbare Zeit» Psychopharmaka nehmen können und auch sollen, sowie eine Liste mit ausbildenden Instituten, an die ich mich wenden sollte für «tiefenpsychologische Therapie», die Alternative zur Verhaltenstherapie, bei der man über die Vergangenheit und Gegenwart spricht, ohne gleich Lösungs-, also Verhaltensansätze zu entwickeln.

Die Psychiaterin im neuropsychiatrischen Zentrum erklärte mir: Wenn ich auch bereit wäre, mich von einer Therapeutin in Ausbildung behandeln zu lassen, könnte ich mit einer Wartezeit von drei bis sechs Monaten rechnen, ansonsten würde das vermutlich viel länger dauern. Mir gefiel der Gedanke auf Anhieb: nicht lange warten zu müssen. Und vor allem: es mit einer Person zu tun zu haben, bei der ich nicht der hundertste oder tausendste Patient oder Klient war, sondern einer der ersten. Ehrlich gesagt, erfüllte mich das kein bisschen mit Sorge oder Misstrauen, sondern ich war eher erstaunt, dass diese Variante gar nicht so besonders beliebt ist und die Wartezeiten daher relativ kurz sind: Es schmeichelte ein bisschen meiner Selbstliebe, auf eine Person zu treffen, für die das alles auch noch ein bisschen neu war. Wie gesagt, meine Wahrnehmung. Und im Gegensatz zu mir, der ich darüber schreibe, muss sich ja glücklicherweise sonst niemand für derlei Vorlieben rechtfertigen.

Außerdem, und das gefiel mir an den Instituten, die Universitäten oder Forschungseinrichtungen angegliedert sind: Ich wollte lieber an einen neutralen, anonymen, möglichst unpersönlich eingerichteten Ort gehen, nicht die knarrenden Treppen zu einer Altbauwohnung hinaufsteigen und dann hören, wie die Lebensgefährtin der Therapeutin in der Küche hantierte, oder in einem vom Therapeuten selbst eingerichteten Büro sitzen, wo ich genau rekonstruieren konnte, was er ungefähr zu welcher Saison bei Ikea gekauft hatte, und den Taschentuchspender der Drogerie-Eigenmarke kannte ich auch.

Im Sommer 2019 also bekam ich die Adressenliste, und als ich Anfang 2020 meine Schublade aufräumte, schlug ich sie endlich auf und rief das erste, mir nächste Institut an, eine Einrichtung an der ganz neu gebauten Universität in der Hamburger Hafencity. Das gefiel mir besonders gut: ein künstlicher und von vielen als anonym und unpersönlich abgelehnter Stadtteil, darin ein ganz neu errichtetes Institutsgebäude, das von außen aussieht wie die Firmenzentrale einer Autoversicherung und von innen ehrlich gesagt auch. Das stellte ich befriedigt fest, als ich Ende Januar 2020, zwei Jahre nach meinem Besuch in der Depressionsambulanz am UKE, dort meinen ersten Termin hatte.

Die Diagnose war wieder dieselbe, und hier erfuhr ich dann eben auch, dass eine «depressive Episode» unter Umständen Jahrzehnte dauert. Das finde ich sehr lang. Vielleicht kann ich einen Rekord aufstellen.

Auf dem Formular «Individuelle Patienteninformation zur ambulanten psychotherapeutischen Sprechstunde» steht jedenfalls meine Diagnose: «Rezidivierende depressive Störung, gegenwärtig mittelgradige Episode. Gewissenhaft kontrollierte Persönlichkeitszüge». Wegen «mittelgradig» habe ich mir hier im Buch die Formulierung «mittlere Depression» angewöhnt. Wegen «gewissenhaft» war ich ein bisschen stolz, als ich den Zettel las: vielleicht, weil ich nicht anders konnte und kann, als überall nach Anerkennung zu suchen, an all den falschen Orten. Ja, gewissenhaft war ich gewesen und war ich noch: darin, meine Depression zu kontrollieren und, wenn man so will, zu unterdrücken. Mich immer wieder aufzuraffen und zusammenzureißen. Am Ende freute ich mich also noch über ein scheinbares Lob für eine unschöne Verhaltensweise.

Zwei Jahre also. Die ich gebraucht habe, um zwei oder drei Telefonate zu führen und zwei Termine zu vereinbaren. Von wegen gewissenhaft. Früher hätte ich das als lähmende

Niederlage empfunden. Jetzt dachte und denke ich: Na, zwei Jahre, das ist doch noch überschaubar. Das erste Mal hast du zwanzig Jahre gebraucht. Das ist doch auch ein bisschen lustig.

Und es ist ein bisschen traurig. Ich bin sehr froh mit der Therapeutin und über die Therapie. Wir sitzen jedes Mal in einem anderen, sehr neutralen Raum. Wenn ich lächle, während ich etwas Trauriges erzähle, fragt sie mich, warum. Na ja, weil ich mir angewöhnt habe, aus allem eine Anekdote zu machen. Dann merke ich, dass ich mir das hier erst mal abgewöhnen muss. Und dann, wenn es gut läuft, weil sie mich immer wieder daran hindert, Dinge wegzulächeln, oder weil sie an der Stelle nachfragt, wo ich die Anekdote eigentlich gern beenden würde, oder wenn ich sogar merke, dass ich anfange, Dinge zu verstehen – dann werde ich manchmal traurig. Nicht nur, weil ich zwei Jahre gebraucht habe. Sondern, weil ich insgesamt so lange gewartet habe und so viel Zeit damit verplempert habe, mich zu fragen, ob das wirklich schon eine Depression ist oder ob ich das nicht auch so noch aushalten kann.

Eigentlich, denke ich dann, hättest du es doch auch früher schon verdient gehabt: dass du dich um dich kümmerst. Dass du dir erlaubst, dich etwas besser zu fühlen.

10. Depression oder Sucht oder Plattencover sticken

Vor über dreißig Jahren hat der französische Philosoph Alain Ehrenberg ein Buch veröffentlicht, das auf Deutsch «Das erschöpfte Selbst» heißt. Seine These ist, einfach gesagt, dass das Leben in unserer Gesellschaft so anstrengend, kompliziert und ungerecht ist, dass das Selbst (also du und ich) im Grunde nur zwei Möglichkeiten hat, darauf zu reagieren: mit Depression oder Sucht.

Als meine Kollegin Christine zum ersten Mal von «Das erschöpfte Selbst» erzählte, fühlte ich mich ertappt. Wie so viele Menschen, die über Jahre damit beschäftigt sind, mehr oder weniger gewissenhaft über eine Traurigkeit und Erschöpfung hinwegzuleben, habe ich immer zu einem gewissen Suchtverhalten geneigt. Zwischen 1999 und 2011 habe ich sehr viel geraucht. Und mit sehr viel meine ich, dass ich mir am Montag auf dem Weg ins Büro eine Stange kaufte, mir das dazugehörige Gratisfeuerzeug aussuchte (gelbes oder lila Plastik, weil beide zur gelben *American-Spirit*-Packung passten), und dann rauchte ich diese zehn Schachteln im Laufe der Arbeitswoche weg.* Auch mein Umgang mit

....

* Das erste Mal, 2011, habe ich meinem Sohn zuliebe aufgehört, und weil es mir so unangenehm war, von ihm morgens in Unterhose auf dem Balkon beim Rauchen erwischt zu werden, obwohl ich versprochen hatte, damit aufzuhören. Das letzte Mal, 2016, mit Nikotinkaugummis und gleichzeitig mit meiner Kollegin

Essen und insbesondere mit Süßigkeiten hat seit vielen Jahrzehnten Züge einer Sucht. Ich komme nicht ohne einen Nachschlag aus, und ich bin nicht in der Lage, Süßigkeitenvorräte anzulegen, denn irgendwann im Laufe des Abends habe ich einen Kontrollverlust und ballere den ganzen Kram weg, ohne Sättigungsgefühl und ohne Selbstachtung, vor allem aber: ohne Vergnügen.

Hunger oder Appetit habe ich oft gar nicht, und selbst die Zigaretten waren mitunter mehr eine Plackerei: verbrämt durch die Hoffnung, die nächste würde vielleicht besser schmecken als das halbe Dutzend, das ich seit dem Mittagessen bereits geraucht hatte. Aber immer war und ist da dieses Gefühl, ein unsichtbares Loch füllen zu müssen, mit Rauch oder Kohlenhydraten oder, natürlich, mit Alkohol. Gar nicht so sehr, wenn ich allein bin, mit Alkohol. Aber andere Menschen und unter ihnen fröhlich sein ohne Alkohol? Das Gefühl, dass mir etwas fehlt, wird auch in dieser Situation wieder zu groß, um ihm etwas anderes entgegenzusetzen als noch einen Drink.

Jedenfalls hat sich Ehrenbergs These in meinem Kopf festgesetzt, und ich ertappe mich dabei, wie ich immer wieder schaue, was in meinem Leben nun gerade überwiegt: die Sucht oder die Depression. Zum Teil hat sich das auch biographisch miteinander abgewechselt, ohne dass mir der Zusammenhang oder das Wechselspiel damals schon bewusst waren: Mit dem Rauchen habe ich 2011 in einer ersten gro-

Juliane, mit der ich mich gegenseitig überwacht habe. Inzwischen ist es mir unvorstellbar, mir eine Zigarette ins Gesicht zu stecken, aber ich weiß, dass in diesem Fall meine schlafende Sucht größer ist als meine eigentlich nicht kleine Phantasie.

ßen Anstrengung aufgehört, sobald ich mit der Verhaltenstherapie fertig war.

Nun beobachte ich mich aber weiter: Ich fühle mich sehr
un- oder so wenig depressiv wie seit vielen Jahren nicht,
vielleicht seit dreißig Jahren. Und ich rauche nicht mehr.
Der Alkohol ist ein Thema, aber oft vergesse ich ihn auch
einfach*. Als ich merkte, dass er in den ersten Corona-Mo-
naten zum immer festeren Bestandteil meines Tagesablaufs
wurde, trank ich vier Wochen gar nichts mehr und vermisste
nichts, außer mit meiner Frau darauf anzustoßen, dass wir
wieder einen Tag rumgekriegt hatten.

Tatsächlich habe ich, was ich von Freundinnen in ähnlicher
Lage auch höre, ein etwas suchtartiges Verhältnis zu meinen
Tabletten entwickelt. Ich merke, dass ich unruhig werde,
wenn die Hunderterpackung Escitalopram sich dem Ende
zuneigt, und vor allem merke ich ein Gefühl von Erleichterung, wenn ich mit einem neuen Rezept vom Arzt komme
und die Apothekerin mir das Zeug über den Tresen schiebt:
wieder drei Monate Ruhe. Die Vorstellung, in den Urlaub
oder auf Dienstreise zu fahren und meine Tabletten nicht
dabeizuhaben, macht mir Angst. Dabei spüre ich unmittel-
bar keine Wirkung, und ich bezweifle, dass ich nach drei Tagen oder selbst zwei Wochen ohne Medikament nicht pro-
blemlos wieder anknüpfen könnte an meinen Seelenfrieden.
Nein, es ist das gelernte Suchtverhalten. Und deshalb war

. . . .

* Ich sollte allerdings mehr über Alkohol nachdenken: Alkohol
  ist ein Depressivum und kann depressive Stimmungen auslösen
  oder verstärken.

ich fast erleichtert, als die Psychiaterin im neuropsychiatrischen Zentrum sagte, es wäre in Fällen wie meinem gut, das Medikament immer weiter zu schlucken: Ich war also in Sicherheit, niemand wollte es mir wegnehmen.

Erleichtert war ich umgekehrt aber auch, als die neue Therapeutin am Anfang zu mir sagte, unser Ziel sei schon, dass ich mir am Ende vorstellen könnte, auch ohne Medikamente auszukommen. Denn eine Sucht ist zwar so lange auszuhalten, wie der Nachschub des Suchtmittels gesichert ist, aber zugleich ist die Aussicht, sich doch auch wieder unabhängig machen zu können, natürlich noch schöner.*

Es ist aber etwas anderes passiert, seitdem ich ein Antidepressivum nehme und seitdem ich mich um meinen Seelenfrieden kümmere. Ich habe seltsame und tiefe Vorlieben, ja, Leidenschaften entwickelt. Eingangs habe ich meine neue und mir rätselhafte Freude an Wolldecken erwähnt. Ich möchte fast gar nicht zu sehr ins Detail gehen, weil es so seltsam klingt: wie sehr ich den Schafsgeruch einer bestimmten schwedischen Marke mag, von der ich mittlerweile vier Decken besitze, obwohl eine völlig reichen würde. Und sobald dieses Buch hier fertig ist, kaufe ich mir eine fünfte. Und wie froh ich war, als meine Frau mir zum Geburtstag zwei wollene Kissenbezüge dieser schwedischen Weberei schenkte. Noch vor zwei oder drei Jahren wäre mir, wie jedem ver-

....

* SSRIs, wie ich sie auch nehme, also Serotonin-Wiederaufnahme-Hemmer, sind keine «Suchtmittel» in dem Sinne, dass sie körperlich abhängig machen wie Opiate oder Codeine. Ich verwende den Begriff hier, um eine psychologische Abhängigkeit von diesem Medikament zu beschreiben.

nünftigen Menschen, die Aussicht, nachts auf kratziger, nach Schaf riechender Schurwolle zu schlafen, seltsam, genauer gesagt, abstoßend erschienen. Jetzt gefällt es mir auf geheimnisvolle Weise. Manchmal frage ich mich, ob ich es so mag, mich durch diese Kratzigkeit mehr zu spüren, so ganz klischeemäßig. Oder ob das etwas Archaisches ist: sich mehr auf das ganz Grundsätzliche zu besinnen, und sei es der sublimierte Duft von Schafscheiße. Wer weiß, wie weit ich noch von wollener Unterwäsche entfernt bin?

Von anderen, die ähnliche Medikamente nehmen, habe ich Ähnliches gehört: eine neue Begeisterung für und Sehnsucht nach «Stofflichkeit», wie eine Kollegin es nannte. Manche fangen an zu nähen, viele zu stricken, Wolle spielt insgesamt eine gewisse Rolle. Zusätzlich zum Wolldeckenfetisch habe ich angefangen zu sticken. Und zwar aus ziemlich heiterem Himmel. Ich saß auf dem Sofa und hatte plötzlich, so mein Tweet vom Januar 2020, «Bock auf Sticken». Noch am selben Abend hatte ich mir ein Einsteigerset im Internet bestellt und hatte beschlossen, Platten-Cover nachzusticken. Ich habe in einem guten halben Jahr erst drei geschafft*, und sie sehen alles andere als perfekt aus, aber das ist egal. Nicht egal ist mir das Gefühl von Heiterkeit und Zufriedenheit, das mich dabei erfüllt.

Vielleicht hat es auch etwas Performatives, vielleicht will ich der Außenwelt (meiner Familie und dem Internet) etwas damit zeigen: dass ich anderes tue und mich anders fühle als

....

* Prefab Sprout: «Andromeda Heights», Japanese Breakfast: «Sounds From a Distant Planet», Joni Michell: «The Hissing of Summer Lawns».

zuvor. Dieser Gedanke wäre mir vor ein paar Jahren möglicherweise peinlich gewesen, jetzt betrachte ich ihn mit wohlwollendem Desinteresse. Ist doch egal.

Tatsächlich sind mir einige Sachen egal geworden. Mir ist viel egaler als früher, wie andere mich sehen und was andere über mich denken. Gleichgültig ist es mir immer noch nicht, ihre Erwartungen und ihre Urteile nehme ich schon noch wahr, aber ich merke, dass sie meine Entscheidungen und mein Verhalten zwar noch beeinflussen, aber nicht mehr bestimmen.

Es gibt aber auch Verluste. Ich interessiere mich nicht mehr für Fußball. Das habe ich während der WM in Russland 2018 gemerkt. Viele andere zwar auch, aber anders als bei ihnen kam es bei mir nie wieder. Ich konnte mich früher herrlich in Fußball versenken und in die Hochs und Tiefs meiner Lieblingsmannschaft*. Vielleicht auch damit betäuben. Und vielleicht brauche ich das jetzt einfach nicht mehr. Aber ich spüre den Verlust.

Und es gibt Dinge, grundsätzliche, die mir viel weniger egal sind als früher. Oder sie waren mir nie egal, aber ich hatte nicht viele oder nicht genug Kapazitäten, mich mit ihnen zu beschäftigen, und wütend und traurig zu sein.

Denn laut Alain Ehrenberg sind Depression und Sucht ja die Reaktion auf die moderne Gesellschaft, also das Leben, wie wir es unter dem Druck der postindustriellen Wirklich-

....

* Hertha BSC Berlin. Oder, wie wir Hertha-Fans sagen: Ist das noch mein Verein, oder bin ich schon depressiv?

keit führen. Gestresst, entfremdet, immer im Kampf mit dem neuesten iOS, immer den Blick halb abgewendet von den Nachrichten, denn wie viele in Lagern eingepferchte Schutzsuchende und wie viel Gewalt gegen Andersdenkende und gegen als fremd markierte Menschen kann ich ertragen? Es ist dann leichter, wieder wegzuschauen, als mir zu überlegen, welche Handlungsmöglichkeiten ich eben doch habe. Jedenfalls ist es mir jahre-, jahrzehntelang so gegangen, und ich habe es akzeptiert als Teil des Deals, den viele von uns mit dem Leben in Deutschland und in Europa eingehen: Es ist anstrengend, aber es ist so viel besser als fast überall, und dass es bei uns besser sein könnte und woanders erst recht – klar könnte man da was tun, und sei's was Kleines, aber schau mal, ich bin viel zu erschöpft und viel zu traurig, und du doch auch, oder?

Seit ich die depressiven Zustände besser im Griff habe und seit meine Süchte sich eher darin manifestieren, im Kaufhaus nach der Kurzwarenabteilung zu suchen und dort Stickgarne zu befühlen, habe ich wieder einen weniger zugehängten Blick auf die Welt, in der ich lebe. Ich bin froh, dass ich wieder wütend bin, und nicht nur auf mich selbst.

Das klingt alles ganz gut. Wütend sein ist schöner, als nichts zu spüren oder nur Leere und Traurigkeit. Sticken macht Spaß. Aber ich will auch nicht verschweigen, dass es unter Umständen nur ein paar Sätze braucht, damit die Welt sich wieder anfühlt wie früher. Nach etwas über einem halben Jahr bekam ich Post von meiner Krankenkasse. Betreff: «Antrag auf Psychotherapie – wir haben das Gutachten erhalten.» Schon den Gedankenstrich fand ich unheilverheißend. Zu Recht. Denn: «Die Gutachterin hat festgestellt, dass die Voraussetzungen für eine Kostenübernahme der

Behandlung nicht erfüllt sind. Deshalb müssen wir Ihren Antrag leider ablehnen.»

Ich will nicht sagen, dass ich zu diesem Zeitpunkt bereits süchtig im oben beschriebenen Sinne nach der Therapie war; aber mich erfasste augenblicklich eine tiefe Verlustangst. Ich hatte mich doch in kurzer Zeit schon sehr an die Therapeutin, ihre Geduld, ihre Klugheit und ihre Fürsorge gewöhnt. Wie sollte ich das jetzt alleine schaffen? Zumal ihr Institut nur gesetzlich Versicherte mit Kostenübernahme annimmt.

Zugleich waren da wieder diese Zweifel: Ah, ich bin es nicht wert, es bringt sowieso nichts, so schlecht geht es mir doch gar nicht (widersprüchlich, aber sich überlagernd). Befeuert durch Sätze wie: Die Wahl des Therapieverfahrens lasse einen Behandlungserfolg «nicht oder nicht ausreichend erwarten»(bringt nichts!) oder sei «unwirtschaftlich» (ich bin es nicht wert!). Abgebunden mit: «Es tut uns leid, dass wir nicht anders entscheiden können.» Und dem Hinweis, ich könnte innerhalb von 30 Tagen Widerspruch einlegen.

Die alten Gefühle waren also wieder da, wegen einer bürokratischen Entscheidung und eines doch sehr ungeschickt formulierten offiziellen Schreibens, Albtraum Fensterpost. Aber zugleich waren da die neuen Gefühle: Ich brauche das, ich kann nicht ohne. Und: Ich bin zu schwach, um das allein durchzustehen.

Also erzählte ich gleich allen davon, die mir einfielen, und bekam die Einschätzung: Das machen die Kassen «immer erst mal», also unbedingt Widerspruch einlegen. Und ich war inzwischen schwachstark genug, um zur Therapeutin sagen zu können: Das ist jetzt ein großes Problem für mich, können Sie es bitte lösen? Ich habe Widerspruch eingelegt.

Sie hat einen neuen Antrag gestellt, sie ist zuversichtlich. Ich lerne, dass ich das vielleicht auch sein kann. Und dass es möglich ist, nicht alles infrage zu stellen, wenn ich mit einem Mal wieder zurückgeworfen werde in die Angst, allein und ohnmächtig zu sein.

11. Erlaubnis und Freiheit

Ich habe schon damit angegeben, Schwäche sei meine neue Superkraft. Weil sie mir erlaubt, vieles einfach nicht zu tun. Weil sie mir, seit ich sie wahrnehme und nicht mehr niederkämpfe, die Erlaubnis gibt, Dinge zu lassen, bestimmte Situationen und manche Menschen zu meiden.

Vor allem aber bedeutet diese Schwäche eine bestimmte Form von Freiheit. Ich habe das Gefühl beschrieben, im Frühling den Biergarten nicht betreten zu können, in dem eine ganz freundliche Person sitzt, mit der ich nur ein kurzes berufliches Interview führen möchte, in einer Stunde wäre ich wieder zu Hause. Und wie ich im Auto sitze und nicht aufstehen kann und wie macht- und hilflos ich mich dabei fühle, dass in diesem Moment auch noch die Sonne so schön scheint, und wie ausgeschlossen ich bin, weil ich das nicht wie die im Biergarten genießen kann.

Eins aber habe ich an jener Stelle weggelassen, oder es ist mir erst später klar geworden, als ich beim Schreiben des siebten Kapitels noch einmal nachgedacht habe über die Situation. Und das ist, wie frei ich mich schließlich auch gefühlt habe. Sobald mir klar wurde: Du bist zu schwach, um jetzt auszusteigen und dieses Gespräch zu führen, bestenfalls reicht es für eine kurze Absage per Messenger, aber selbst zum Wiederlosfahren bist du zu schwach. Du stehst einfach hier, lehnst dich in die Synthetikpolster deines ärgerlichen VWs und schließt die Augen.

Und diese Unausweichlichkeit habe ich als große Freiheit empfunden, und ich empfinde diese Freiheit nun sehr oft, wenn etwas einfach nicht mehr geht. Klar, meine wirtschaftliche Existenz und, wenn man das hochrechnet, alles, das ganze System, fußt irgendwie darauf, dass Menschen Vereinbarungen treffen, Termine einhalten, sich austauschen, Resultate erzielen und aus alldem kein großes Drama machen. Die Schwäche erlaubt mir aber, mich hin und wieder außerhalb dieses Systems zu stellen. Ich bin befreit, weil es eben einfach nicht mehr anders geht. Und weil ich durch Medikamente und Therapie lerne, mich deswegen nicht zu schämen, kann ich mich über diese Freiheit in solchen Momenten fast freuen. Nicht nur darüber, hier einfach zu sitzen und das alles für eine Weile unbeteiligt an mir vorbeiziehen zu lassen, ein Alltagsschiffbrüchiger auf einer einsamen Insel in einem Meer von Weitergehen und Weitermachen. Sondern auch darüber, dass mir das gelungen ist: mir selbst die Erlaubnis zu geben, diese Schwäche zu spüren und auszuhalten, damit sie mir, fast wie in einem Gegengeschäft, wiederum die Erlaubnis gibt, für eine Weile frei zu sein.

Hinterher habe ich dann womöglich eine nette, angenehme Begegnung verpasst. Es kann aber auch sein, dass meine Interviewpartnerin mir einfach zwei, drei Fragen per Mail oder am Telefon beantwortet, und das ist alles in zehn Minuten erledigt, und auf beiden Seiten bleibt keine Verstimmung und auf meiner nur die im Nachhinein fast angenehme Erinnerung an die Freiheit der Kraftlosigkeit.

Vor rund zwei Jahren habe ich zum ersten Mal ausführlich und offen über mein biographisches Gestolpere von «Ich bin halt kein besonders glücklicher Mensch» zu «Ich möchte, dass es mir besser geht» geschrieben. Es brauchte einen

Moment der Selbstfixiertheit und der Rücksichtslosigkeit, um einen langen Zeitschriftenartikel darüber zu schreiben, dass ich viel zu lange unglücklich war. Das war meine Geschichte, und die wollte ich erzählen, damit andere sich wiederfinden, sich abgrenzen oder eine Idee bekommen, wie sie selbst in ähnlicher Lage weitermachen könnten. Was ich nicht bedacht hatte: dass natürlich auch sehr viele Menschen, die mich sehr, sehr gut kennen, nun zum ersten Mal in voller Tiefe und Breite lesen würden, wie es mir ging und geht. Es ist nicht nur meine Geschichte, sondern auch die derer, die in den letzten Jahrzehnten Zeit mit mir verbracht haben: Freunde, bei denen ich mich lange nicht gemeldet hatte, Exfreundinnen, die mitgelitten hatten, ohne zu wissen, worunter. Mein Vater und seine Frau. Kolleginnen und Kollegen, die sich in Messenger-Nachrichten als buchstäblich Mitfühlende zu erkennen gaben.

Das hatte ich nicht bedacht. Was bedeutete das? Wie sahen mich jetzt die anderen? Nach einer Schreckstunde merkte ich: Es ist ja viel leichter auf diese Weise. Erlaubnis und Freiheit.

Es ist, merke ich, für mich viel leichter, wenn jene, die mir nah sind oder nah kommen könnten, mit einberechnen können, dass ich hin und wieder in der Versenkung verschwinde, dass ich manchmal ganz kurzfristig absage, dass meine Stimme manchmal am Telefon flach gedrückt ist. Es ist leichter für mich, als so zu tun, als wäre nichts.

Ja, die Krankenkasse weiß nun für immer, dass ich in therapeutischer Behandlung war und bin, und wer weiß, was eines Tages mit meinen Gesundheitsdaten passiert (nichts Gutes, wir wissen es; Amazon wird mir auf Grundlage meiner Gesundheitsdaten Wolldecken und Sticksets und

CDs mit japanischen Schnulzen schicken, die ich nicht bestellt habe, und ich werde sie behalten). Ja, alle potenziellen Kontakte meines weiteren Arbeitslebens wissen, sofern sie wollen, von Twitter und aus *Brigitte* und durch die Existenz dieses Buches, dass ich unter Umständen nicht belastbar und nicht der gesellige Kommunikator bin und dass ich zu Hause Wolldecken streichle. Falls ich je wieder eine Festanstellung suchen muss: viel Glück.

Ich verstehe alle, die sagen: Und genau das möchte ich nicht, ich will oder kann es mir nicht leisten, der Welt meine gesellschaftlich immer noch stigmatisierte Seite zu zeigen. Ich verstehe auch, dass die Situation für jemanden in meinem Beruf anders ist: Indem ich über meine Deprionen schreibe, nutze ich sie als kulturelles Kapital, und das funktioniert in den wenigsten anderen Jobs.

Trotzdem möchte ich versuchen, noch etwas zu formulieren, das hoffentlich für viele andere auch gilt. Ich gehe noch nicht so lange offen damit um, wie es mir geht, und ich erlebe es als große Befreiung. Als Erlaubnis, mich so zu verhalten, wie es mir entspricht. Und nicht so, wie ich vermute, dass andere es von mir erwarten, um dabei dann alle unfroh zu machen, weil ich es nicht kann, und weil es gar nicht geht. Ich bin der beschädigte Mensch, der ich immer schon war, aber dass ich mir die Erlaubnis gegeben habe, das nicht mehr krampfhaft zu verbergen, gibt mir die Freiheit, meine Energie auf andere Dinge zu verwenden.*

....

* Ich möchte sicherheitshalber darauf hinweisen, dass ich auch heute nicht die Autowerkstatt mit den Worten betrete: «Guten Tag, ich bin depressiv, und der Motor zieht Nebenluft.» Aber wenn die Mechatronikerin zu mir sagen würde: «Was ziehen Sie

Gibt es am Ende nun eigentlich eine Antwort? Die Frage ist ja ganz klar, sie steht ja vorne drauf: Bin ich schon depressiv, oder ist das noch das Leben?

Ich glaube, das ist eine wichtige Frage. Aber sich die Frage zu stellen ist weitaus wichtiger, als eine Antwort zu finden, geschweige denn DIE Antwort. Denn egal, ob das jetzt noch das Leben oder schon die Depression ist: So oder so hat ein Mensch VERDIENT, sich besser zu fühlen. Ich fand es viel zu lange unmöglich, mir selbst dazu die Erlaubnis zu geben: mich einfach etwas besser zu fühlen. Ich weiß nicht, ob ich mir von einem Buch oder einem Autor diese Erlaubnis hätte geben lassen. Ich weiß genauso jetzt nicht, ob ich diese Erlaubnis geben kann. Falls ja: Hier ist sie.

für einen Flunsch?», hätte ich kein Problem zu antworten: «Ach so, ich bin in einer depressiven Phase.»

Danke, es geht

Eigentlich müsste ich hier meiner Frau und meinen Kindern danken, aber das ist nur ein kleines Buch, der Dank würde es sprengen.

Das erste Kapitel dieses Buches ist im Sommer 2019 in kürzerer Form in *Brigitte* erschienen. Ich möchte mich bei den Kolleginnen für ihre Anregungen und ihre Unterstützung bedanken, besonders bei Dr. Antje Kunstmann, die den Text als Redakteurin mit mehr Sachkenntnis und Fingerspitzengefühl betreut hat, als ich sie habe. Darum steht hier im Buch eine längere, rohere Fassung.

Ein Teil des siebten Kapitels ist im Frühjahr 2019 in anderer Form auf der Webseite des *Süddeutsche Zeitung Magazin* erschienen, hier danke ich besonders Johannes Waechter. Und den Menschen, die mich damals darauf hingewiesen haben, dass viele meiner ursprünglichen Passagen über die Frühjahrsdepression zu verallgemeinernd waren. Die Erfahrung einer depressiven Episode oder eines depressiven Lebens ist individuell. Auch deshalb steht in diesem Buch so oft «ich».

Die Fragebogenpassage im neunten Kapitel ist angelehnt an die entsprechende Szene in meinem Kriminalroman «Unter Wasser», der im Herbst 2018 bei Rowohlt Polaris erschienen ist. Ich danke Nina Grabe, für die ich seit langem über den depressiven Kommissar Adam Danowski schreiben darf und die die Anregung zu diesem Buch gab. Und ganz besonders Susanne Frank, die es vom ersten Augenblick an mit Enthusiasmus, Sachverstand und liebevoll betreut hat, sowie überhaupt allen bei Rowohlt und bei der Literaturagentur Michael Gaeb.

Danke, Christine Hohwieler, für das auf S. 52 zitierte Interview mit Rosmarie Welter-Enderlin vor fast zwanzig Jahren und den Ehrenberg-Buchtipp von S. 112 und die Gespräche in dieser langen Zeit.

Danke, Stephan Bartels, Markus Friederici, Dirk Lange, Maike Rasch und Alena Schröder für die Unterstützung und die Anregungen vorm, beim und nach dem Schreiben.